中医经典古籍集成（影印本）

U0275555

幼幼新书（一）

宋·刘昉 编著
李剑 张晓红 选编

SPM
南方出版传媒
广东科技出版社
·广州·

图书在版编目（CIP）数据

幼幼新书：全12册／（宋）刘昉编著．—影印本．—广州：广东科技出版社，2018.4
（中医经典古籍集成）
ISBN 978-7-5359-6890-6

Ⅰ．①幼… Ⅱ．①刘… Ⅲ．①中医儿科学—中国—南宋 Ⅳ．①R272

中国版本图书馆CIP数据核字（2018）第045221号

幼幼新书（一）
YOUYOU XINSHU（YI）

责任编辑：马霄行　曾永琳
封面设计：林少娟
责任校对：陈素华　冯思婧
责任印制：彭海波
出版发行：广东科技出版社
（广州市环市东路水荫路11号　邮政编码：510075）
http：//www.gdstp.com.cn
E-mail：gdkjyxb@gdstp.com.cn（营销）
E-mail：gdkjzbb@gdstp.com.cn（编务室）
经　销：广东新华发行集团股份有限公司
印　刷：广州一龙印刷有限公司
（广州市增城区荔新九路43号1幢自编101房　邮政编码：511340）
规　格：889mm×1 194mm　1/32　印张16.25　字数390千
版　次：2018年4月第1版
2018年4月第1次印刷
定　价：1288.00元（全套共十二册）

总目录

一册

二册

三册

四册

五册

六册

七册

十册

十一册

十二册

宋·刘昉 编著

幼幼新书

（第一卷至第四卷）

据中国中医科学院图书馆馆藏日本据宋墨书真本手抄本影印

幼幼新書

序目録

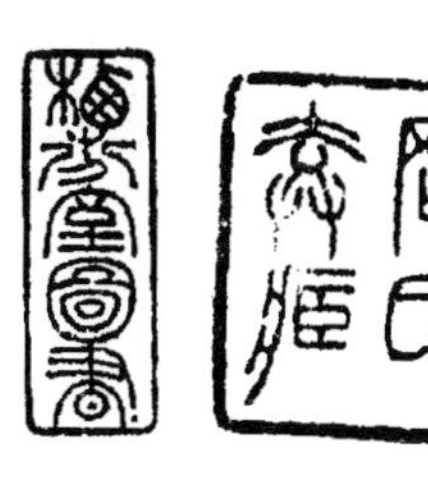

宰當作帝

幼幼新書序

門人左廸（迪）功郎潭州湘潭縣尉主管學事巡捉私茶鹽礬李庚

醫家方論，其傳尚矣，自有書契以來，雖三墳之言，世不得見，而神農本草、黄宰内經，乃與庖（宓 陳本）犧氏之八卦，綿歷今古，爛然如日星昭垂，信乎藥石不可闕於人，而醫書尤不可廢於天下。或者乃謂醫特意耳，不庸著書。唐史臣以此劇口稱道於許胤宗，殊不知張仲景、孫思邈輩（華）率千百年而得一人，使其方劑之書不傳，則醫之道或幾於熄（熄）矣，是或一偏之論也。

九折堂山田氏圖書之記

喜陳本作善

辨陳本作辦

湖南帥潮陽刘公鎮撫之暇尤喜方書每患小兒疾苦不惟世無良醫且無全書孩抱中物傷不幸而殞於庸人之手者其可勝計因取古聖賢方論與夫近世聞人家傳下至醫工伎士之禁方閭巷小夫已試之秘訣無不曲意尋訪兼收並錄命幹辨公事王曆羲道主其事鄉貢進士王湜子是編其書雖其間取方或失之詳立論或失之偕要之皆因仍旧文不敢輙加竄定越一年而書始成惜乎公未及見而疾不起公臨終顧謂庚曰幼幼新

是陳刻作皇

嗚當作鳴
乎陳本作呼

謂陳本作爲

書未有序引、日鄉來欲自爲之、今不是及矣、（鄙）于其爲我成之、庚曰、謹聞命、嗚乎李士大夫公天下以爲心者、幾何人哉、平日憂念積慮、无非急己而緩人、先親而後疎、物我異觀、私爲町畦、其來蓋非一日、昔吾夫子助祭於蜡、出游魯觀之上、喟然發嘆、以謂大道之行、天下爲（以陳本）公、故人不独親其親、不独子其子、大道既隱、天下爲家、各親其親、各子其子、夫子之嘆、蓋嘆魯也、然而天下後世、豈止一魯而已哉、滔々者皆是也、東漢人物、如第五倫者、悃

陳刻喜作然

愊無諱、質直好義、似若可喜也、意其設心、必有大過人者、至於或人間[問]之以有私乎、倫則曰、吾兄之子常[嘗 陳本]病、一夜十往、退而安寢、吾子有疾、雖不省視、終夕不寐、自以謂不能無私、夫以兄之子尚若爾、況他人之子乎、以第五倫尚若爾、況下倫一等者乎、宜乎夫子之嘆之也、今公之為是書、使天下之為父兄者、舉無子弟之戚、少有所养[養]、老有所終、家藏此書、文相授受、慶源無窮、其為利顧不博哉、以此知公之存心、非特無愧於今之人、抑亦無愧

於古之人矣。紹興二十年九月幾望謹序

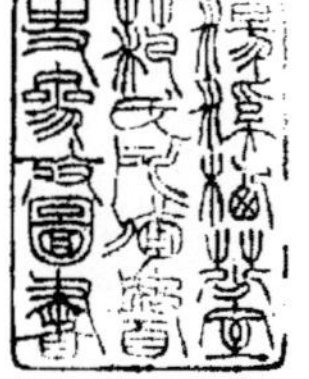

舊脱求端探本凡一門字陳刻有之今補

列當作例

幼幼新書目録

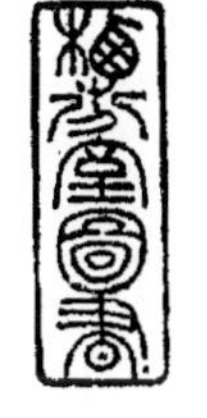

第一卷 求端探本 凡一門

求子方論

第二卷 方書叙列 凡一十三門

叙初有小兒方第一

叙小兒有病與大人不殊第二

叙小兒方可酌量藥品分兩第三

叙小兒有病宜早治第四

叙調理第五

叙修合藥第六

第三卷 病源形色凡一十門

五藏病四時所不宜第三
胎中滋卷養第四
胎中受病茅五
禀賦之殊第六
得病之源第七
病證形候第八
察形色治病第九
治病要法第十
第四卷　形初保有陳本育　凡二十二門
小兒胎教第一

有當作育

褁[裹]脯法第十二

封脯法附

甘草法第十三

黄連法第十四

韭汁法第十五

朱蜜法第十六

牛黄法第十七

永粉法第十八

永當作汞

豬乳法第十九

藏衣法第二十

剃頭法、第二十一

禳謝法第二十二

第五卷　初生有病凡十七門

初生不作声第一

初生眼不開第二

初生輙死第三　喫乳陳本

初生不吃妳第四

初生吐不止第五

初生不小便第六　不大便附陳本

初生有懸癲病第七

初生有重舌第八

断當作斷

本卷奄作淹陳刻亦作奄

稟受諸三字据本卷錄補

初生有重齶重断齦陳本第九

初生口中有蟲第十

初生着噤第十一 犯风風噤附

初生有鵞口第十二

初生有木舌第十三

初生有撮口第十四

初生中臍風第十五

初生臍腫濕第十六 氣臍奄破臍附

初生有臍瘡第十七

第六卷 稟受諸疾 凡十九門

解顱第一

顖不合第二

顖填第三

顖陷第四

滯頤第五 小兒口中涎出漬於頤下

齒不生第六

髮不生第七

髮黄第八

蟲胞第九 謂胎中頭生瘡其瘡有蟲

鶴節第十

睛字据陳刻補

手拳不展第十一

脚拳不展第十二

詣吃（訖陳本）第十三

通睛第十四　倍呼鬬睛丶

惛塞第十五

行遲第十六

語遲第十七

龜旬第十八

龜背第十九

第七卷　蒸忤啼魅（啼陳本）哭

凡九門

变蒸第一

中客忤第二

中人忤第三 犯人禁附

中馬忤第四

被魃音奇病第五 継病附

喜啼第六

驚啼第七

躽啼第八

夜啼第九

第八卷 驚疾潮狂困陳本湖發 凡九門

湖當作潮

驚候第一

胎驚第二

驚熱第三

驚積第四

驚虛第五

搐搦第六

狂語第七

驚悸第八

多困第九

第九卷　驚風急慢凡三門

急慢驚風第一

急驚風第二

慢驚風第三

第十卷 驚癇禁病凡十二門

一切驚第一

慢脾風第二

慢肝風第三

驚退而啞第四

驚退而筋脉不舒第五

天癇第六

炙當作灸

驚風凡内病第七

盤腸氣病第八

腹肚病第九

炙二十四病第十

猢猻噤第十一

白虎病第十二

第十一卷 癇論候法 凡十二門

癇論第一

癇候第二

驚癇忤是三候第三

炙當作灸

法當作發　痡當作痛

候癇法第四

截（戴陳本）癇法第五

五藏之癇第六

六畜之癇第七

一切癇第八

灸癇第九

癇差復法（發陳本）第十　成痡疾也

癇差身面腫第十一

癇差不能語第十二

第十二卷　五癇異治　凡五門

第十三卷 胎風中風 凡十門

中風口噤第五

中風涎潮第六

中風四肢拘变第七　变當作攣

中風不隨第八　疹挾

中風口喎邪僻（癖陳本附）第九

中風失音不語（風暑寒陳本）第十

第十四卷（熱身熱等病）凡十一門

温壯第一

壯熱第二

時氣第三

温病第四

熱病第五

傷風第六

傷暑第七

傷寒第八

顖風傷寒第九

夾食傷寒第十

夾驚傷寒第十一

第十五卷 傷寒變動 凡二十門

傷寒自汗第一

傷寒頭汗出第二

傷寒欬嗽第三

傷寒發喘第四

傷寒鼻衄第五

傷寒嘔啘第六

傷寒發渴第七

傷寒大小便不通第八

傷寒發狂第九 余發狂附

傷寒結胷第十

傷寒腹痛第十一 腹滿附

余當作餘下同

班當作斑

第十六卷欬嗽諸疾凡十一門

瘧疾第九

瘧疾熱而後寒第十

瘧疾寒而後熱第十一

瘧疾寒熱更作第十二

瘧疾熱而不寒第十三

瘧疾寒而不熱第十四

瘧疾熱多於寒第十五

瘧疾寒多於熱第十六

瘧疾寒熱相等第十七

瘴瘧第十八

本卷瘡作疹

第十八卷 斑瘡麻豆 凡十六門

躁當作燥

本卷有赤渋附字

第十九卷諸熱痰涎凡十門

極熱第九

瘵疰第十 熱蒸汗疽陳本 虛熱蒸疽

第二十卷 凡九門

虛熱第一

骨熱第二 病初則骨热 病劇則骨蒸

骨蒸第三 骨热骨蒸雖有 淺深皆可通用

盜汗第四

喜汗第五

勞氣第六

熱渴第七

第二十一卷　諸寒羸瘦凡十六門　寒痛逆羸　陳本

第二十二卷 癥瘕 癖陳本 積聚 凡十門

積聚第一

癥瘕第二

癖氣第三

乳癖第四（妳脾是）

痃氣第五

痞結第六

宿食不消第七

傷飽第八（食不知飽附）

丁奚第九

哺露第十

痺當作脾

第二十三卷 五疳辨治（辯 陳本） 凡九門

五疳論第一

五疳候第二

九疳可治不可治候第三

五疳（總方 陳本）第四

風疳第五（亦名肝疳疙風 疳生核附）

驚疳第六（亦名心疳）

食疳第七（亦名痺疳）

氣疳第八（亦名肺疳）

急疳第九（亦名腎疳又名走馬疳）

第二十四卷 无辜疳劉 凡五門

無辜疳第一 亦名无辜病 无辜痢附

無辜針烙法第二

一切疳第三

五疳出蟲第四 諸疳蟲附

疳疾吹鼻第五

第二十五卷 諸疳異證 凡十一門

走馬疳第一

口齒疳第二

鼻疳第三 亦名齆疳 齆鼻陳本

積本卷作脊宜從

本卷作乾疳宜從

眼疳第四

腦疳第五

脊疳第六（歷積疳附）

妳疳第七

疳肥第八

疳瘦第九

乾瘦第十

内（肉陳本）疳第十一

第二十六卷　諸疳余（餘）證　凡十五門

疳熱第一

䘌字据本卷補

化當作他

痟瘖第十二

痟腫第十三

痟後天柱倒第十四 化病天柱倒同附陳李

痟氣灌入陰十五

第二十七卷 吐噦灌霍乱 凡十二門

吐逆第一

吐哯第二

噦逆第三

霍乱吐利第四

霍乱第五 或霍乱吐而不利或霍乱利而不吐或止霍乱而不吐利

空位本卷止字宜補

原缺一字依證補

第二十八卷（泄瀉羸瘦）凡十五門

鶩瀉第三

傷污第四

冷瀉第五

熱瀉第六

洞泄第七

水穀瀉第八

暴瀉第九 亦名卒利 又名暴痢

曓瀉第十

痢久不止第十一 污利同

痢渴不止第十二 瀉利同

第二十九卷 滯痢赤白 凡十二門

第三十卷　血（諸血陳本）疾淋痔凡十九門

大便血第四

小便血第五

大便不通第六

小便不通第七

大小便不通第八

大便失禁第九

小便数第十

大便青第十一

小便白第十二

小便淋漉第十三

石淋第十四

氣淋第十五

熱淋第十六

血淋第十七

寒淋第十八

痔疾第十九

第三十一卷 三虫癩疝凡九門

蟲動第一

蚘蟲第二 蚘音蛔

蟯蟯虫第三

寸白蟲第四

癩疝第五

偏癩第六　亦名差（羌陳本）癩　音癀

陰腫第七

陰瘡第八

吊起外腎第九

第三十二卷　水飲鬼疰凡九門

痰飲第一

腫滿第二

水氣第三

本卷云鬼氣附

中悪第四

卒死第五

鬼持第六

疰病第七

尸疰第八

蠱疰第九

第三十三卷 眼目耳鼻凡二十四門

眼赤痛第一 目腫附

眥赤眼第二 缘目有瘡而赤者是

晴生障翳第三

晴當作睛

眼痒第四

眼暗第五

睛高第六

青盲第七

省當作雀

省目第八

疣目第九

眛當作眯　差當作羞

目中有眯第十

目涟差

明附

耳聾第十一

耳鳴第十二

耳中痛第十三

耳本卷作月宣從

聤當作聤

耳瘡第十四

耳蝕瘡第十五

聤耳第十六

耳中有息肉第十七

底耳第十八

百蟲入耳第十九

齆鼻第二十

鼻塞第二十一

鼻流清涕第二十二

鼻乾无涕第二十三

鼻有息肉第二十四

第三十四卷 口脣喉齒 凡二十四門

齒齦（齦）宣露第十九

齒（齒）根（齦陳本）腫痛第二十

齲（齲）齒第二十一

蚛齒（齒）第二十二 附裂齒

齒落久不生第二十三

頰車挫閃第二十四 牙車急附

第三十五卷 一切丹毒 凡三十八門

丹候第一

一切丹第二

土祂丹第三

祂當作虺

眼丹第四

五色丹第五

伊火丹第六

熛火丹第七

茱萸丹第八

赤丹第九

白丹第十

黑丹第十一

天雷丹第十二

天火丹第十三

殃火丹第十四

神氣丹第十五

神火丹第十六

神竈竈丹第十七

鬼火丹第十八

野火丹第十九

骨火丹第二十

家火丹第二十一

火丹第二十二附丹火

螢火丹第二十三

朱田火丹第二十四

胡吹竈（竈）丹第二十五

胡湍（漏 陳本）竈（竈）丹第二十六

土竈（竈）丹第二十七

天竈（竈）火丹第二十八

廢竈（竈）火丹第二十九

尿竈（竈）火丹第三十

野竈（竈）丹第三十一

大孚丹第三十二

尔朱丹第三十三

赤流丹第三十四

赤遊瘇(丹陳本)第三十五

身有赤處第三十六 附血疽(疸)

赤白淄(溜)第三十七

卒腹皮青黑第三十八

第三十六卷 癰疽瘰癧(瘻陳本) 凡十一門

癰第一

疽第二

附骨疽第三

毒瘇第四

癤第五
軟癤第六
悪核第七
悪瘡第八
瘻瘡第九
瘰癧[癧]第十
癭氣第十一
第三十七卷　瘡熛疥癬　凡一十七門
一切瘡第一
熛瘡第二

瘙陳本作搔

風熱瘡第三

熱毒瘡第四

頭面身体生瘡第五

風瘙癮疹第六

疥第七

癬第八 附妳癬

瘑瘡第九

熛瘡第十

尿灰瘡第十一

䣨瘡第十二

縣當作懸

疕當作疪本卷有黑疪附字

漏頭瘡第五

蠼螋尿瘡第六

自縣瘡第七

代指第八

手足皸裂第九

腳瘃第十

凍瘡第十一

痱子第十二

赤疕第十三

白駁駁陳本第十四

尿狀第六（淋 陳本）

狐臭第七

諸蟲咬第八

頭多生虱第九 身有蝨附

攧撲（撲）損瘀第十

誤吞銅鐵等物第十一

耳中有物不可出第十二

減瘢痕第十三

中食毒第十四

中藥毒第十五

中水毒第十六
百病第十七
第四十卷　論藥敘方凡十五門
玉石部第一
草部第二
木部第三
人部第四
獸部第五
禽部第六
蟲魚部第七

幼幼新書目録

幼幼新書

一

幼幼新書卷第一　求端探本凡一門

求子方論第一

詩周南國風芣苢，后妃之美也。和平則婦人樂有子矣。王氏詩義，以爲芣苢以爲藥，能使人有子。爾雅云：芣苢馬舃，馬舃車前也。

黃帝內經素問上古天真論：帝曰：人年老而無子者，材力盡耶？將天數然也？岐伯白：女子二七而天癸至，任脉通，大衝脉盛，月事以時下，故有子。癸謂壬癸，北方水，干名也。任脉、衝脉，皆奇經脉也。腎氣全盛，衝任流通，經血漸盈，應時而下。天真之氣降，與之從事，故云天癸也。然衝爲血海，任主胞胎，二者相資，

堅按：白當作曰。

大，素問作太，宜改。

故能有子，所以謂之月事者，平和之氣，常以三旬而一見也，故愆期者，謂之有病。

丈夫二八，腎氣盛，天癸至，精氣溢寫，陰陽和，故能有子。男女有陰陽之質（賁 陳本）不同，天癸則積血之形亦異，陰靜海滿而去血，陽動應合而泄精，二者通和，故有能子。易繫辭曰：男女合精，萬物化生，此之謂也。

千金論曰：夫欲求子者，當先知夫妻（婦 陳本）本命五行相生，及與德合，并本命不在子休廢（廢）死墓中者，則求子必得；若其本命五行相尅，及與刑殺衝破，并在子休廢（廢）死墓中者，則求子了不可得，慎無措意。縱得（或）者，於後終亦累人。若其相生，并遇福德者，仍須依法如方，避諸

積：素問作精，宜改

合：素問作精，按是避高宗諱

禁忌則所誕兒子盡善盡美，難以具陳矣。禁忌（法、受胎時日、推王相貴宿日法，並載本門中。）

千金論曰：凡人無子，當為夫妻俱有五勞也七傷、虛羸百病所致，故有絕嗣之殃。夫治之法，男服七子散，女服紫石門冬丸及坐導藥、蕩胞湯，無不有子也。（四方並見本門。）

殃千金作患　之下更有之字

千金論曰：古者求子多用慶（慶）云散、承澤丸，今代人絕不用此，雖未試驗，其法可重，故述之。（二方並見本門中。）

云千金作雲

千金論曰：陰陽調和，二氣相感，陽施陰化，是

千金以作時

以有娠而三陈所會則多生女但妊娠二月名曰始膏精氣成於胞裹至於三月名曰始胎血脉不流象形而变未有定儀見物而化是以男女未分故未滿三月者可服藥方術轉之令生男也（方術並見本門）

千金曰御女之法交會者當避丙丁日及弦望晦朔大風大雨大霧大寒大暑雷電霹靂天地晦冥日月薄蝕虹蜺地動若御女者則損人神不吉損男百倍令女得病有子必癲癡頑愚瘖瘂聾瞶攣跛盲眇多病短壽不孝

瞶當作聵

千金作皆所不可

千金德作福

千金屢至下有雖生成長家國滅亡八字

不仁又避日月星辰火光之下神廟佛寺之中井竈圊廁之側塚墓尸柩之傍皆悉不可夫交合如法則有福德大智善人降託胎中仍令性行調順所作和合家道日隆祥瑞競集若不如法則有薄德愚癡惡人來託胎中仍令父母性行凶險所作不成家道日否殃咎屢至夫禍福之應有如影響此乃必然之理可不再思之若欲求子者但待婦人月經絕後一日三日五日擇其王相日及月宿在貴宿日以生氣時夜半後乃施瀉有子皆男

堅樓千金吴明作賢明

必壽而矣明高爵也以月經絶後二日四日

六日施瀉有子必女過日六（六日）後勿得施瀉既

不得子亦不成人

王相日

春甲乙　夏丙丁　秋庚辛　冬壬癸

月宿日

正月一日　六日　九日　十日

十一日　十二日　十四日

二十一日　二十四日

二十九日

二月四日　七日　八日　九日

十日　十二日　十四日

十九日　二十二日　二十七日

三月一日　二日　五日　六日

七日　八日　十日　十七日

二十日　二十五日

四月三日　四日　五日　六日

八日　十日　十五日　十八日

二十二日　二十八日

五月一日　二日　三日　四日

千金又有二十八日陳本亦有

五日　六日　十二日　十五日
二十日　二十五日　二十八日
二十九日　三十日
六月一日　三日　十日　十三日
十八日　二十三日　二十六日
二十七日　二十九日
七月一日　八日　十一日　十六日
二十一日　二十四日
二十五（八陳本）日　二十六日
二十七日　二十九日

八月五日 八日 十日 十三日

十八日 二十一日 二十二日

二十三日 二十四日

二十五日 二十六日

二十金

九月三日 六日 十一日 十六日

十九日 二十日 二十一日

十金元二十三日

二十二日 二十三日

二十四日

十月一日 四日 九日 十日

十四日 十七日 十八日

十九日　二十日　二十二日

二十三日　二十九日

十一月一日　六日　十一日

十四日　十五日　十六日

十七日　十九日　二十六日

二十九日

十二月四日　九日　十二日

十三日　十四日　十五日

十七日　二十四日

春甲寅乙卯　夏丙午丁巳

秋庚申辛酉　冬壬子癸亥

若與此上件月宿日相合者尤益、

千金黄帝雜禁忌法曰、人有所怒、血氣未定、因以交合、令人發癰疽、又不可忍小便交合、使人淋莖中痛、面失血色、及遠行疲乏、來入房、為五勞虛損少子、且婦人月事未絕、而與交合、令人成病得白駁也、

聖惠云、婦人無子者、其事有三也、一者墳墓不嗣、二者夫婦年命相尅、三者夫病婦瘵、皆使無子、若是墳墓不嗣、年命相尅、此二者非

藥能益、若大病婦疹、須將藥餌、故得有效也、

然婦人挾疾無子、皆由勞傷（血陳本）血氣生病、或月經澁閉、或崩血帶下、致陰陽之氣不和、經血之行乖（乖）候、故無子也、診其右手、關後尺脉浮則為陽、陽脉絶無子也、又脉微澁、中年得此為絶產也、少陰脉如浮緊、則絶產惡寒、尺寸俱微弱者、則絶產也、

聖惠云、婦人子藏虛冷無子者、由將攝失宜（宜）、飲食不節、乘（乘陳本）風取冷、或勞傷過度、致風冷之氣乘（乘）其經、血結於子藏、子藏冷（則）、故令久無子也（也）

此一行原本只置子也二字葛氏肘後婦人崩中云云為別欵在次行今誤寫入此行以下準之每負進一行失原本之體

也葛氏肘後婦人崩中漏下青黃赤白使人無子方

禹餘粮　赤石脂　牡蠣

桂心　烏賊魚骨　灶下黃土

右為末等分以粥飲服方寸匕日三服

葛氏肘後又方

乾姜　絰墨各一兩

右末為丸酒下日三丸神效

葛氏肘後又方

鹿茸　當歸各二兩　蒲黃半兩

右擣篩、酒服一錢匕、稍加至方寸匕、

葛氏附後又方、

右好墨末一匕、飲服、

葛氏附後又方、

右燒露蜂房末、三指撮、酒服之、大神效

葛氏附後又方、

右常炙豬賢(腎)脂食之、麵裹(褁 陳本)煮吞之亦佳、

葛氏附後、婦人無病觸禁、久不生子、常候月水絶後、一日交接爲男、二日爲女、三日爲男、四日爲女、五日爲男、六日爲女、過此爲女、間

閉不成、勿復交接、更時後日徒然無益、浪辛苦也方、

柏子仁一升　茯苓末貳升

右擣合、乳和、服十丸、即佳、

葛氏肘後又方、

大黄七分　黝多五分　皂莢

杏仁　吳茱萸各二両　半夏

前胡各一分

右擣、蜜丸、服二十丸、不過半年有子、依前法、即定男女也、

亦無二字据千金當作無子

門當作同

牡仲當作杜仲

原脫八字今据千金補

千金七子散，治丈夫風虛目暗，精氣衰少，亦無，補不足方。千金翼門

五味子　牡荊子　兔絲子

車前子　菥蓂子　石斛

署蕷（蕷）　乾地黃　牡仲

鹿茸　遠志各八銖　附子

蛇床子　芎藭各六銖　山茱萸（萸）

天雄　人參　茯苓

黃耆　牛膝各五銖　桂心十銖

巴戟天十二銖　蓯蓉十二銖　鍾乳粉八銖

如當作加

右二十四味、治下篩、酒服方寸匕、日二、不知增至二匕、以知為度、禁如藥法、不能酒者、蜜和丸服亦得、一方如[加]覆盆子八銖、求子法、一依前篇、

千金朴消盪胞湯、治婦人立身已來、全不產、及斷緒久不產叁[三]拾年者方、

朴消　牡丹　當歸

大黃　桃仁生用，名三銖　細辛

厚朴　桔梗　赤苟[芍]藥

人參　茯苓　桂心

牧當作枚

千金加作如宜從之

甘草　牛膝　橘皮各二銖

虻虫十枚　水蛭十枚　附子六銖

右十八味，㕮咀，以清酒五升，水五升，合煮取三升，分四服，日三夜一，每服相去三時，更服加常，覆被取少汗，不出，冬日着火籠之，必下積血及冷赤膿如赤小豆汁，本為婦人子宮內有此惡物令然，或天陰臍下痛，或月水不調，為有冷血不受胎，若斟酌下盡，氣力弱，大困不堪，更服，亦可二三服，（千金無）服即止，如大悶不堪，可食酢飯冷漿一

道當改導

口即止。然恐去惡物不盡，不大得藥力，若能忍服盡大好。一日後仍著道藥。千金翼不用桔梗甘草。

千金治全不產及斷緒，服前朴消湯，後著坐導藥方。

据千金自當作作麪當作瓠

皂莢　山茱萸千金翼作苦瓠。

當歸各一兩　細辛　五味子

乾薑各二兩千金　大黃　礬石

戎鹽　蜀椒各半兩千金

右十味末之為末千金，以絹袋盛，大如指，長三寸，盛

千金有上有亦字

藥令滿內婦人陰中坐臥任意勿行走急小便時去之更安新者一日一度必下青黃冷汁汁盡止即可幸御自有子若未見病出亦可至十日安之一本別有葶藶砒霜各半兩此藥為服朴消湯恐去冷惡物出不盡以導藥下之值天陰冷不疼不須著導藥有著鹽為導藥者然不如此藥其服朴消湯後即安導藥經一日外服紫石門冬丸

千金紫石門冬丸治全不產及斷緒方

紫石英　天門冬各三兩　當歸

芎藭　紫葳　卷柏

桂心　烏頭　乾地黄

牡蒙蒙千金翼作牡荆，外臺作牡蒙　禹餘粮

石斛　辛夷各一兩，千金二　人參

桑寄生　續斷　細辛

厚朴　乾姜　食茱萸萸

牡丹　牛膝各三十銖　栢子仁一兩

署預　烏賊骨　甘草各一兩半

右二十六味末之千金為末，蜜和丸，酒服如梧桐子

千金酒服二字有梧桐子大下

千金十九上有服字

六（大千金）十九（九千金）日三漸增至（至）三十九以腹中熱為度不禁房室夫行不在不可服禁如藥法比未服者不至盡劑即有娠

千金白薇丸主令婦人有子方

白薇　細辛　防風

人參　秦椒　秦艽

桂心　牛膝　白斂（一云白芷）

蕪荑　沙參　芍藥

五味子　白姜蚕　牡丹

蠐螬（各一兩）　乾漆　柏子仁

干姜　卷柏　附子

芎藭各三十銖　紫石英　桃仁各一兩半

鍾乳　乾地黃　白石英各二兩

鼠婦半兩　水蛭　䖟虫各十五枚

吳茱萸拾捌銖　麻布叩幞頭一尺燒

右三十二味，末之，蜜和丸，酒服如梧子大十五丸，日再，稍加至三十丸，當有所去，小覓有異，即停服。

千金慶雲散，主丈夫陽氣不足，不能施化，施化無成方。千金翼同。

分千金作合宜改

覆盆子　五味子各一升　天雄一兩

石斛　白朮各三兩　桑寄生四兩

天門冬九兩　兔絲子二升　紫石英二兩

右九味，治下篩，酒服方寸匕，先食，千金服日三服。

素不耐冷者，去寄生，加細辛四兩；陽氣不

少而無子者，去石斛，加檳郎十五枚。

千金承澤丸，主婦人下焦三十六疾，不孕絕

產方，千金翼同。

梅核仁　辛夷各一升　葛上亭長七枚

澤蘭子五分　溲疏三兩　藁本一兩

堅按密當作蜜、下文蜜字作密者極多、皆宜改也、

堅當作堅

右六味末之、密（蜜）和丸、先食服如大豆二丸、日三、不知稍增、若腹中無堅癖積聚者、去亭長、加通草一兩、惡甘者、和藥先以苦酒搜散、乃內少蜜、和為丸、

千金大黃丸、主帶下百病無子、服藥十日下血、二十日下長蟲（虫）及清黃汁、三十日病除、五十日肥白方、

千金清作青、似是陳本亦作清、

大黃（破如米豆、熬令黑）　柴胡

干姜　朴消（各一升）　芎藭（五兩）

蜀椒（二兩）　茯苓（如雞子大一枚）

右七味末之、蜜和丸如梧桐子大、先食服七丸、米飲下、加至十丸、以知為度、五日微下、

千金治女人積年不孕、吉祥丸方、

天麻　柳絮　牡丹

茯苓　乾地黄　桂心各一两

五味子　桃花　白术

芎藭各二两　覆盆子一斗　桃仁壹伯枚

兎絲子　楮實子各一升

右十四味末之、蜜和丸如豆大、每服空心

柱千金作拄空從

飲若（苦）酒下五丸，日中一服，晚一服，

千金消石大丸，治十二癥（癥）瘕，及婦人帶下，絶產無子，并欲服寒食散，而腹中有癥瘕實者，當先服大丸下之，乃服寒食散，大丸不下水穀，但下病可（千金：耳），不令人困方，

消石（六兩，朴消亦得）　大黃（八兩）　人參　甘草（各二兩）

右四味末之，以三年苦酒三升，置銅器中，以竹筋柱器中，一升作一刻，凡三升作三刻，以置火上，先内天（大）黃，常攪不息，使微沸，

千金少食作少與、无不須食三字、

盡一刻乃內餘藥、又盡一刻有餘一刻、極微火使可圓、如雞子中黃、欲合藥、當先齋戒一宿、勿令小兒女人奴婢等見之、欲下病者、用二丸、若不能服大丸者、可合分作小丸、不可過四丸也、欲令大、不欲令細、能不分為善、若人羸者可少食、強者不須食、二十日五度服、其和調半日乃下、若婦人服之下者、或如鷄肝、或如米汁、正赤黑、或一升、或三升、下後慎風冷、作一杯粥食之、然後作羹臛自養、如產婦法、六月則有子、禁蘅當作蘅，砺當作蠣。

生魚猪肉辛菜，若寒食散者，自如藥法，不與此同，日一服。寒食散方未見。

千金治月水不利閉塞，絕産十八年，服此藥二十八日有子，金城太守白薇丸方

白薇　細辛各三十銖　人參

杜蘅古今錄驗用牡砺　牡蒙

厚朴　當歸　紫菀

白姜蚕　半夏各十八銖　蜀椒

防風　附子各一兩半　沙參

乾姜　秦艽　牛膝各半兩

背當作皆

右十七味末之、蜜和、先食服如桐子大三丸、不知稍增至四五丸、此藥不長將服、覔有娠則止、用之大驗、崔氏有桔梗丹參十八銖、

千金白薇丸、主久無子、或斷緒、上熱下冷、百病背治之方、千金翼同、

白薇　乾姜　蜀椒

干地黄　車前子各十八銖　石膏

紫石英　藁本　菴藺子（菴）

卷柏各三十銖　芎藭　蛇床子

當歸各一兩　太一餘粮　白龍骨

此千金作正當從

麥門冬　遠志　滓蘭（澤）
茯苓　赤石脂各二兩千金　覆盆子
白芷　桃仁　人參各一兩半千金
細辛叁兩　蒲黃　桂心各二兩半
橘皮半兩
右二十八味，末之，蜜和，酒服十五圖（圓），如梧
子大，日再，漸增，以知為度，亦可至五十丸。
慎豬雞生冷酢滑魚蒜驢（驢）馬牛肉等，覺有
娠即停。三月止擇食時，可食牛肝及心。至
四月、五月，不須，不可故令殺（殺令）子短壽。遇得

若大良、

千金治婦人絶產生來未產盪滌腑藏使玉門受子精秦椒丸方

秦椒　天雄各十八銖　元參玄千金

人參　白斂歛　鼠婦

白芷　黃耆　桔梗

露蜂房　白僵蠶殭　桃仁

蛴蠐螬　白薇　細辛

蕪荑各一兩　牡蒙　沙參

防風　甘草　牡丹皮

牛膝　甘草卷柏　五味子
芍藥　桂心　大黄
石斛　白朮各三十銖　栢子仁
茯苓　當歸　干姜各一两半千金
澤蘭　乾地黄　芎藭各一两十八銖
乾漆　白石英　紫石英
附子各二两　鍾乳二两半　水蛭七十枚
虻虫一百枚　麻布叩複頭七寸燒
右四十四味末之，蜜丸，酒服十丸如梧子，
日再，稍加至二十丸，若有所去如豆汁鼻

大卵千金作犬卵空從

溶此是病出覺有孕即停

千金治婦人始覺有娠養胎并轉女為男丹參丸方

丹參　續斷　芍藥

白膠　白朮　栢子仁

甘草各二兩　東門上雄鷄雞頭一枚

當歸　吳茱萸　橘皮各一兩十八銖

白芷　冠纓燒灰各一兩　蕪荑十八銖

乾地黃一半 两双　大卵乙具乾　人參

芎藭　干姜各三十銖

右十九味末之、蜜和丸、酒服十丸、日再、稍
加至二十丸、如梧子大。

千金又方、

取原蚕矢一枚、井花水服之、日三。

千金又方、

取弓弩弦一條、絳囊盛、帶婦人左臂、一法、
以繫腰下、滿百日去之。

千金又方、

取雄黄一兩、絳囊盛、帶之、要女著帶雌黄。

千金又方、

右以斧一柄、於産婦臥床下置之、仍繫刃向下、勿令人知、如不信着、待雞抱夘（卵）時、依此置於窠下、一窠雞子盡為雄也、

千金、治労損産後無子、陰中冷溢出、子門閉、積年不差、身体寒冷方、

防風一兩半　桔梗三十銖　人參一兩

菖蒲　半夏　丹參

厚朴　干姜　紫苑

杜蘅各十八銖　秦艽　白斂

牛膝　沙參各半兩

苑當作菀

蘅當作蘅

右十四味末之白蜜和丸如小豆食後服十五丸日三服不效（知千金）增至二十丸有身（娠千金）止夫不在勿服之服藥後七日方合陰陽

千金柏子仁丸治婦人五勞七傷羸冷瘦削面無顏色飲食減少貌失光澤及產後斷緒無子能久服令人肥白補益方

柏子仁　黃耆　干姜

白石英　紫石英　鍾乳（各二兩）

赤石脂　厚朴　桂心

白朮　蓯蓉　細辛

一刃當作一方

獨活　人參　五味子

石斛　白芷　芍藥

桔梗各一兩　蜀椒一兩半　防風

烏頭一兩作牛膝　干地黃各三十銖　澤蘭二兩六銖

藁本　蕪荑各十八銖　杜仲

當歸　甘草　芎藭各四十二銖

右三十味，末之，蜜和，酒服二十丸，如梧子，不知加至三十丸。千金翼無烏頭，有龍骨、防葵、茯苓、秦艽各半兩，為三十三味，并治產後半身枯悴。

千金大澤蘭丸，治婦人虛損及中風餘病疝

瘕陰中冷痛或頭風入腦寒痺筋攣緩急血閉無子面上遊風去來目淚出多涕唾忽忽如醉或胃中冷逆胸中嘔不止及泄痢淋瀝或五藏六腑寒熱不調心下痞急邪氣欬逆或漏下赤白陰中腫痛胸脇支滿或身体皮膚中淫淫如麻豆苦癢痰癖結氣或四肢拘攣風行周身骨節疼痛目眩無所見或上氣惡寒洒淅如瘧或喉痺鼻齆風癇癲疾或月水不通竟（魄 千金）不定飲食無味并產後內衄無所不治服之令人有子方

澤蘭二兩六銖
甘草各一兩十八銖
柏子仁
石斛
蓯蓉
署蕷
細辛
人參
蛇床子
蕪荑各十八銖

藁本
芎藭
五味子各一兩半
白朮各一兩六銖
厚朴
茯苓
卷柏各一兩
杜仲
續斷
紫石英

當歸
干地黃
桂心
白芷
防風
干姜
蜀椒
牛膝
艾葉
赤石脂

千金紫石英三兩

石膏各二兩

禹餘粮一兩、一本有枳實十八銖、麥門冬一兩半、

右三十二味末之、蜜和丸、酒服如梧子大二十九至四十九、以赤白痢去干地黃石膏麥門冬栢子仁、加大麦糵陳麴龍骨阿膠黃連各一兩半、有鍾乳加三兩良、

千金紫石英天門冬丸、主風冷在子宮、有子常墮落、或始為婦、便患心痛、仍成心疾、月水都未曾來、服之肥充、令人有子方、

紫石英　禹餘粮　天門冬各三兩

烏頭　蓯蓉　桂心

甘草　五味子　栢子仁

石斛　人參　澤瀉（一作澤蘭）

遠志　蕪荑　杜仲（各二兩）

蜀椒　卷柏　寄生

石南　雲母　當歸（一作辛夷）

烏賊骨（各一兩）

右二十二味，末之，蜜和圓，酒服梧子大二十丸，日二服，加至四十丸。

千金鱉甲丸，治女人少（小千金）腹中積聚，大如七八

千金蜂房半兩

寸監面上下周流痛不可忍手足苦冷咳噫腥臭兩脇熱如火灸玉門冷如風吹經水不通或在月前或在月後服之三十日便差（瘥千金）有孕此是河內太守魏夫人方

鱉甲　桂心各一兩半　蜂房
元（玄千金）彡　蜀椒　細辛
人彡　苦彡　丹彡
沙彡　吳茱萸各十八銖　䗪虫
干姜　牡丹　附子
水蛭　皂荚　當歸

芍藥　甘草　防葵各一兩

蛴螬二十枚　大黄　虻虫各一兩六銖

右二十四味末之蜜和丸酒下七丸如梧子大日三稍加之以知為度

千金治婦人產後十二瘕病帶下無子皆是冷風寒氣或產後未滿百日胞胳惡血未盡便利於懸圊上及以坐濕寒入胞裏結在少小千金腹牢痛為之積聚小如雞子大者如拳按之跳手隱隱然或如虫齧或如針刺氣時搶心兩脇支滿不能食飲食不消化上下通流或

守胃管痛連玉門，背膊痛嘔逆短氣汗出，少（小千金）腹若寒，肥中創，欬引陰痛，小便自出，子門不正，令人無子，腰胯疼痛，四肢沉重淫躍，一身盡腫，乍來乍去，大便不利，小便淋瀝，或月經不通，或下如腐肉青黃赤白等，如豆汁，夢想不祥，牡蒙圓方，亦名紫盖丸。

牡蒙　桂心　吳茱萸

芎藭　厚朴　消石

前胡　干姜　䗪虫

牡丹　蜀椒　黃芩

桔梗　茯苓　細辛
葶藶　人參各十八銖　當歸半兩
大黃二兩半　附子一兩六銖
右二十味末之，蜜和，更擣萬杵，圓如梧子
大，空心酒服三九，日三，不知加之，至五六
九。下赤白青黃物如魚子者，病根出矣。
千金治女人腹中十二疾：一曰經水不時，二
曰經來如清水，三曰經水不通，四曰不周時，
五曰生不乳，六曰絕無子，七曰陰陽減少，八
曰腹苦痛如刺，九曰陰中寒，十曰子門相引

痛、十一曰經来凍如葵汗[汁]狀、十二曰腰急痛、
凡此十二病得之時、因與夫臥起、月經不去、
或臥濕冷地、及以冷水洗浴、當時取快、而後
生百疾、或瘡痍未差[瘥千金]、便合陰陽、及起早作劳、
衣單席薄、寒從下入、方、

半夏　赤石脂各一兩六銖

蜀椒　干姜　吳茱萸

當歸　桂心　丹參

白歛　防風各一兩　雚蘆半兩

右十一味末之、蜜和、丸、每日空心酒服十

瘠外臺作瘵空從

丸梧子大，日三，不知稍加，以知為度。

外臺、廣濟療無子，令子宮內炙丸方。聖惠方同。

射香二分，研　皂莢十分，塗酥炙，削去黑皮子

蜀椒六分，汗

右三味，擣篩，蜜丸，酸棗仁大，以綿裹內產宮中，留少綿線出，覺憎寒不淨下多，即抽綿線出，却丸藥，一日一度換之，無問晝夜皆內，無所忌。

外臺、廣濟又方。聖惠本同

蛇床子　石鹽　細辛

門外臺作間、空從、

干姜　土瓜根各四兩

右五味擣散、取如棗核大、以綿裹內子宮中、以指進之、依準前法、中門病未可、必不得近丈夫、餘無所忌、

外臺、廣濟又療婦人百病斷絶緒產、白薇丸方、

白薇　細辛　厚朴炙

椒汗　桔梗　鱉甲炙各五分

防風　大黄　附子炮

石硫黄研各六分　牡蒙二分　人参

苑當作菀　外臺杜蘅作杜仲

桑上寄生各四分　半夏洗

白蝭蚕　續斷　秦艽

紫苑　杜蘅　牛膝

虻虫去翅足、熬、　水蛭各三分　紫石英研

朴消　桂心　鍾乳

當歸各八分

右二十七味擣篩、蜜丸、空腹溫酒服如梧子十五丸，日二，漸加至三十丸，不吐不利。忌生冷油膩餳生血物人莧生葱生菜豬肉冷水粘食陳臭。

外臺作作便時

外臺、延年療婦人子藏偏僻、冷結無子、坐藥方、聖惠方同、

蛇床子　芫花各三兩

右二味搗篩、取棗大、紗袋盛、内産門中、令没指、袋少長作、須去任意卧著、慎風冷、

外臺、廣濟療久無子白薇丸方、

白薇　牡蒙　藁本各五分

當歸　姜黄　乾地黄各七分

人參　柏子仁　石斛

桂心　附子炮　五味子

防風　吳茱萸　甘草炙

牛膝　芎藭　桑寄生各六分

禹餘粮八分　秦椒二分汗

右二十味擣篩，蜜丸如梧桐子，空腹酒下

二十丸，加至三十丸，日再服，不利，忌生葱

生菜熱麵蕎麦猪肉葵菜蕪荑粘菜海藻

粘食陳臭物等。

外臺廣濟又療久無子斷緒，少腹冷疼，氣不

調，地黃湯方：

乾地黃　牛膝　當歸各八兩

芎藭　卷柏　防風各分兩

桂心　牽牛子末各三分

右八味切，以水六升，煮取二升三合，去滓，分三服，々別和一分牽牛末服，如人行四五里，更進一服，以快利止，忌熱麵蕎麥炙肉生葱蕪荑蒜粘食等物。

外臺，經心錄茱萸丸，療婦人陰寒，十年無子方，聖惠方同。

蜀椒去目汗末　吳茱萸各一升

右二味，蜜丸如彈子大，綿裹導子腸中，日四再易無所下，但開子藏，令陰温，即有子也。

聖惠治婦人無子，或斷緒，上熱下冷，百病皆主之，白薇圓方。

白薇　川椒去目及閉口者，微炒，去汗用

熟乾地黄　白龍骨各一兩　當歸剉碎，微炒

車前子　蛇床子　芎藭

干姜炮裂，剉　細辛　藁本

卷柏　桃仁湯浸，去皮尖、雙仁，麩炒微黄

白芷　覆盆子　菖蒲

人参去芦頭　桂心　遠志去心

白茯苓各三分　麦門冬一兩半去心焙

右件藥，擣羅為末，煉蜜和，擣五七百杵，圓如梧桐子大，每於空心及晚食前，以溫酒下三十丸。

聖惠治婦人腹藏久積風冷，血氣凝澁，不能宣通，故令無子，宜服杜蘅丸方。

杜蘅　防風去芦頭　白茯苓

細辛　附子炮去皮臍各一兩　白薇

牛膝去苗　沙參去芦頭

半夏湯洗七遍去滑微炒　秦艽去苗

菖蒲　藁本　蛇床子

桂心各三分

川椒一分，去目及閉口者，微炒去汗

右件藥，擣羅為末，鍊蜜和擣五七百杵，丸如梧桐子大，每於空心及晚食前以温酒下三十丸，有子即住（住）服。

聖惠治婦人子藏風冷，致令無子，宜用此方。

皂莢去黑皮，塗酥炙令焦，去子　川大黄剉碎，微炒

戎鹽　白凡燒灰，各一兩

當歸剉碎，微炒

五味子　川椒去目及閉口者，微炒去汗

干姜炮裂，剉　細辛各三分

右件藥擣羅爲末，用綿裹藥末，如棗子，内産門中，有惡物下即止，未效再用。

聖惠治婦人子藏虚冷，及五勞七傷，羸瘦面無顔色，不能飲食，産後斷緒，無子多時，柏子仁丸方。

柏子仁　澤蘭　防風去蘆頭

紫石英　白石英各細研，並水飛過

當歸剉碎，微炒　厚朴去麤皮，塗生薑汁，炙令香熟

熟乾地黄　杜仲去麤皮，炙微黄，剉

黃耆剉
牛膝去苗 各一兩
人參去芦頭
赤石脂細研
五味子
秦艽去苗
龍骨
桂心
甘草炙微炒赤剉
芎藭
白朮
石斛去根剉
白芍藥
防葵
白茯苓
肉蓯蓉酒浸一宿，刮去皺皮，令炙乾
獨活已上各半兩
川椒各三分，去目及閉口者，微炒去汗用
干姜炮裂剉
蕪荑
白芷
桔梗去芦頭
細辛
藁本
鍾乳粉二兩
右件藥擣羅為末，入研了藥都研令勻，鍊

泰當作秦

蜜和擣五七百杵圓如梧桐子大每於空心及晚食前以温酒下三十丸

聖惠治婦人子藏久積風虚冷氣致陰陽二氣不能和合故令久無子泰椒丸方

秦椒去目及閉口者微炒去汗　細辛

蕪荑　白石英細研水飛過

白薇　澤蘭　人參去蘆頭

石斛去根剉　防風去蘆頭　牡蒙

白芷　桔梗去蘆頭　牛膝去苗

川大黄剉碎微炒　甘草炙微赤剉　白斂

五味子
蠐螬 微炒
元參
牡丹
芎藭
露蜂房 微炒、已上各一兩、
紫石英 細研、水飛過、
附子 炮裂、去皮臍
天雄 三分、炮裂、去皮臍
當歸 剉碎、微炒

桂心
白薑蠶 微炒
桃仁 湯浸、去皮尖雙仁、麩炒微黃、
沙參 去芦頭
乾薑 炮裂、剉
熟乾地黃 已上各二兩
白茯苓 已上各一兩半

黃耆 剉
白朮
卷柏
白芍藥
鍾乳粉
乾漆 擣碎、炒令煙出、
栢子仁

虻虫 七枚去翅足微炒　水蛭 十四枚炒令黄

麻布 七寸烧灰

右件藥擣羅為末，鍊蜜和，搗五七百杵，丸如梧桐子大，每於空心，以溫酒下三十丸，服稍覺有驗，即住服。

聖惠，治婦人久無子，由子藏久積風冷，阴阳不能施化，宜服紫石英圓方。

紫石英 二两細研水飛足　細辛

厚朴 去粗皮塗生姜汁炙令香熟　桔梗 去芦頭

川椒 去目及閉口者炒微去汗　防風 去芦頭

苑當作菀

聖惠邪寒、錯

川大黄（剉碎微炒）　附子（炮裂去皮臍）　硫黄（細研）
白薇　當歸（剉碎微炒）　桂心（已上各一兩）
鱉甲（乙兩半生用）　牡蒙　人參（去蘆頭）
桑寄生（各三分）　半夏（湯洗七遍去滑）　白姜蚕（微炒）
續斷　紫菀（洗去苗土）　牛膝（去苗）
杜蘅（已上各半兩）
右件藥擣羅為末，鍊蜜和，擣五七百杵，丸如梧桐子大，每於空心及晚食前，以溫酒下三十丸。

聖惠治婦人子藏冷，久無子，由風邪寒氣客

於經血宜服卷柏丸方

卷柏　牡蒙　藁本

當歸剉碎微炒　熟干地黄　柏子仁

干姜炮裂　禹餘粮燒醋淬三遍

白薇剉已上各一两　芎藭　人參去芦頭

石斛去根剉　桂心　附子炮裂去皮臍

五味子　防風去芦頭　甘草炙微赤剉

吳茱萸湯浸七遍焙乾微炒　牛膝去苗

桑寄生　川椒去目及閉口者微炒去汗已上各三分

右件藥擣羅為末，鍊蜜和，擣五七百杵，丸

如梧桐子大，每於空心及晚食前，以溫酒下三十丸。

聖惠治婦人血海久積虛冷無子，陽起石丸方。

陽起石（二兩，酒煮半日，細研）　熟干地黄（一兩）

干姜（炮裂，剉）　白术　牛膝（去苗）

吴茱萸（湯浸七遍，焙乾微炒。已上各三分）

右件藥，擣羅為末，鍊蜜和，擣三二百杵，丸如梧桐子大，每於空心及晚食前，溫酒下三十丸。

三十丸原缺，今據聖惠補。

乾熟聖惠錯空從、

聖惠治婦人久無子斷緒者，是子藏積冷，血氣不調，宜服乾熟地黄散方：

熟乾地黄　牛膝去苗　當歸剉細微炒

栢子仁　白薇已上各一兩　桂心半兩

防風去芦頭　芎藭　巻栢各三分

右件藥，擣為羅散，每服三錢，以水一中盞煎至六分，去滓，每日空心溫服。

灵苑治受氣虛弱，及五勞七傷，藏腑（府陳本）積冷，痃癖癥塊，虛脹，或經脉不調，府冷赤白帶下，口苦舌乾，面色痿黄，黑黖，心煩驚悸，頭目旋暈，

不喜飲食、痰涕黏涎、手足百節熱疼無力、肌肉消瘦、子息斷緒、服一月當妊娠、百病皆愈大效、內補丸方

萆薢 四兩　牛膝　白朮

五加皮 各二兩　川烏頭 炮去皮臍　丹參

枳實 麸炒去瓤 各一兩

右七味擣羅為細末、鍊蜜為丸、如梧桐子大、每服二十丸、用煖酒下、空心日午日晚各進一服、立有功效、

吳萸、阿膠煎丸、治婦人血氣久虛、孕胎（胎孕）不成

大補益虛損不足常服滋助血海方

伏道艾取葉去梗，擣熟篩去粗皮，只取艾茸，秤取二兩，米醋煮一伏時，候乾研成膏、阿膠炙二兩糯米炒

大附子炮去皮臍枳殼去瓤麩炒各一兩

右五味並擣羅為細末，入前膏內，杵勻為丸，如梧桐子大，每服三十丸，空心用溫酒下，午食前再服，忌藻菜羊血腥臊等物。

千金：婦人絕子，灸然谷五十壯，在內踝前直下一寸。婦人絕嗣不生，胞門閉塞，灸關元三十壯，報之。

隨千金作墮空從

千金、婦人姙子不成、若隨落腹痛、漏見赤、灸胞門五十壯、在關元左邊二寸是也、右邊二寸名子戶、

千金、婦人絕嗣不生、灸氣門、穴在關元傍三寸、各百壯、

千金、婦人子藏閉塞、不受精疼、灸胞門五十壯、

千金、婦人絕嗣不生、漏赤白、灸泉門十壯、三報之、穴在橫骨當陰上際、

千金翼、崩中帶下、因產惡露不止、中極穴在

關元下一寸，婦人斷緒最要穴，四度針，即有
子。若未有，更針入八分，留十呼，得氣即瀉，炙（灸）
亦佳，但不及針，日炙（灸）三七至三百至（止 陳本）。
莊氏腧穴，婦人月水不利，賁豚上下，并無子，
炙（灸）四滿三十壯，穴在丹田兩邊相去各一寸
半。
莊氏腧穴，妊數墮胎，妊娠三月，炙（灸）膝上（下 陳本）一寸
七壯。
莊氏腧穴，關元主斷緒，產道冷，鍼入八分，留
三呼，瀉五吸，炙（灸）亦佳，但不及鍼，日炙（灸）三七壯。

至一百止

幼幼新書卷第一

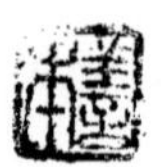

幼幼新書

二

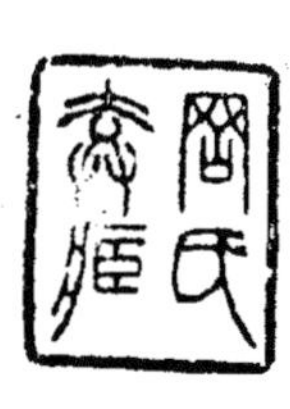
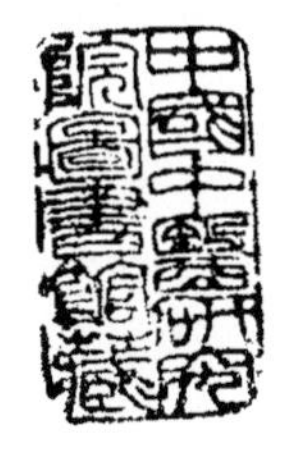

幼幼新書卷第二

方書叙例 凡十三門

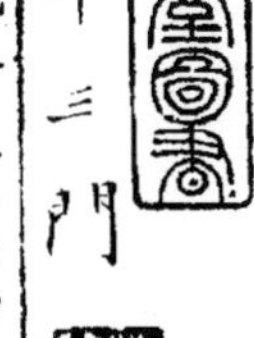

之第九
叙論初受氣第十
相壽命第十一
三関錦紋第十二
脉法第十三

叙初有小兒方第一

千金論曰、夫生民之道、莫不以養小為大、若無於小、卒不成大、故易稱積小以成大、詩有厥初生民、傳云、聲子生隠公、此之一義、即是從微至著、自少及長、人情共見、不待經史、故令斯方、先婦人小兒、而後丈夫耆老者、則是崇本之義也、然小兒氣勢微弱、醫士欲(畱)心救療、立功差難、令之學者、多不存意、良由嬰兒在於襁褓之內、乳氣腥臊、醫者操行英雄、詎肯(肯)瞻(瞻)視、靜而言之、可為太息者矣、小品方云、(仝(全)惠云、小品曰黃帝言、)凡人年六歲已上為小、十六已上為少、(巢源外臺、作十八已上為少、)三十已上為壯、(巢源外臺、作二十已上為壯、)五十已上為老、其六歲已下、經所不載、所以乳下嬰兒有病難治者、皆為無所承據也、中古有巫妨(巢源作巫方、)者、立小兒顱顖(顖)

經、以占夭壽、判疾病死生、世相傳授、始有小兒方書、逮于晉宋江左、推諸蘇家、傳習有驗、流於人間、齊有徐王者、亦有小兒方三卷、故今之學者、頗得傳授、然徐氏位望隆重、何暇留心於少小、詳其方意、不甚深細、少有可採、未為至秘、今博撰諸家及自經用有效者、以為此篇、凡百居家、皆宜達茲養小之術、則無横夭之禍也、

敘小兒有病與大人不殊第二

千金、小兒之病與大人不殊、惟用藥有多少

為異、其驚癇客忤解顱不行等八九篇、合為一卷、自餘下痢等方、並散在諸篇中、可披而得也、

敘小兒可酌量藥品分兩第三

葛稚川肘後方、載鹿鳴山續古序云、觀夫古（今 陳本）方、藥品分兩、灸（灸）穴分寸、不類者、蓋古今人体大小或異、藏腑血脉亦有差焉、請以意酌量藥分品兩（品分）、古序已明、取所服多少配之、或一分為兩、或一銖為兩、以盞當升可也、如中卷末紫圓方、代赭（赭）赤石脂各一兩、巴豆四十粒、

杏仁五十枚、小兒服一麻子、百日者一少（小 陳本）豆

且多矣、若兩用二銖、四喙、巴豆四粒、杏仁五

枚、可療十數小兒、此其類也、炙（灸）之分寸、取其

人左右中指中節可也、其使有毒狼（狼）虎性藥

乃急救、惟（性 陳本）命者也、或遇發毒、急掘地作小坑

以水令滿、熟攪、稍澄、飲水自解、名為地漿、特

加是說於品題之後爾、

敘小兒有病宜早治第四

外臺秘要（治 陳本）、凡人有少病、若似不如平常、則須

早道、若隱忍不療、小兒女子益以滋甚、

叙調理小兒第五

嬰童宝鑑云、夫人稟陰陽二氣、生疾病於三焦、然冠壯易明、童幼難治、黄帝云、吾不能察其幼小者、爲别是一家調理、再此不在黄帝圖經之論也、黄帝與岐伯撰索問、只説大人十二經脉、即不説小兒、黄帝云、吾不察其少小、頼國有巫方、雖以不經、可知夭壽之要、又云、小兒如水中之泡、草頭之露者、以表用藥、無令造次、爲小兒藏腑嬌嫩、血氣懦弱、肌体不密、精神未備、故称不易醫也、或云、初生者曰嬰兒、三歳者曰小兒、十歳者曰童子、大小各異、且不可緊而用藥也，必明消息形候，審定生死，察病患之淺深，知藥性之寒溫，乃一世之良工矣。

敘修合藥第六

嬰童寶鑑云：凡修合藥餌，切要分別州土，深曉好惡，明辨[辯 陳本]真偽，然後精細潔凈，炮爁炙煿，一一斟了，乃依方分兩，子細秤定，始可合和。又合和之際，當須用不津器盛藥，勿令嘗齅。大平聖惠方云：不可衆鼻齅之、衆口嘗之，恐損藥精氣，用之无見効耳。又不可全用古方，恐分兩差悞，今之與古，凡放，陳本作故，宜從。

俗尚乃不同，豈得更用右（古）方之分兩也，今時醫人修合小兒藥物，唯少是妙，故別立圭則以表，今時凡古用一刀圭，若即今用一錢匕。一錢匕者，以錢滿抄一錢末也，或云二錢重者，是等秤之一錢也，明此二說，更無疑焉，犬秤二錢半為一分，四分為一兩，但依此修合，必無差悞。為小兒藏腑與大人不同，放立此一篇耳。

叙用藥第七

萬全方論，小兒用藥法，經言六歲已下為小兒，然小兒與大人異稟，若以有攝口急慢驚忤疳癎等候，當須別為方論，餘病與大人不殊，諸方散在卷中，亦可兼取詳而用之。如吐瀉傷風傷寒之類，受病一同大人，兼取同用之。然小兒純陽，病則熱多冷少，其藥宜少冷於大人，為得其有用溫藥處，當以意減損之。如水瀉白痢胃冷之類，亦用溫藥也。若丸散用之，亦在醫者裁酌。一月以內，可與百日同，周歲可與二歲同，三歲可與四歲同，五歲可與六歲同。同者，謂同其多少為一服。雖然大約如此，更詳其疾之輕重而增減之。孫思邈言龍膽調中二湯云：兒生一日至七日，取一合分三服、生八日至十五日、取一合半、分三服、生十六日至二十日、取二合、分三服、生二十日至三十日、取三合、分三服、生三十日至四十日、以五合分三服、恐五合未得自斟酌、右此二方準一日已上、四十日已来、兒方法具此、後欲處方者、宜一準此為率、乃至五六歲、皆節次加減之、不煩重述、

叙小兒氣弱不可容易吐瀉第八

秘要指迷論貴賤云、天地之性、人為貴、氣清者賢、氣濁者愚、乃受父母胎氣、既能成人、初

生曰嬰兒、周歲曰孩兒、三歲曰小兒、況嬰兒之病難曉、用藥與大人不同、故嬰孩受氣血弱、不可吐瀉、所謂病輕藥重、反受其殃、人命既絕、不可再生、

叙十五歲以下皆可以小方脉治之第九

衷(惠)眼觀證云、凡生下一七至襁褓内及一歲皆謂之牙兒、二歲曰嬰兒、三歲曰妳(妳)童、四歲曰妳(妳)腥、五歲曰孩兒、六歲曰小兒、自一歲至十五歲皆以小方脉治、

論初受氣第十

聖濟經宰（原）化篇孕元立本章曰、有泰初、有泰始、渾淪一判、既見氣矣、故曰泰初、既立形矣、故曰泰始、氣初形始、天地相因、生々化々、品物彰矣、故曰、大哉乾元、萬物資始、至哉坤元、萬物資生、有生之初、雖陽為之（与陳本）正育而充之、必陰為之主、因形移易、日改月化、無非坤道之代終也、謂之妊、陽既受始、陰壬（坏陳本）之也、謂之胞、已為正陽、陰包之也、謂之胚、未成為器、猶之坯（坏陳本）也、謂之胎、既食於母、為口呂也、若娠則以時動也、若懷則以身依也、天之德、地之氣、陰陽之至和、相與流薄於一体、惟能順時、数謹人事、勿動而傷、則生育之道得矣、觀四序之運、生長收藏、貸出萬有、儀則咸備、而天地之氣、未始成虧者、蓋陰陽相養以相濟也、昧者曾不知此、乃欲拂自然之理、謬為求息之術、方且推生克於五行、蘄補養於藥石、以僞勝真、以人助天、雖或有子孕而不育、育而不壽者衆矣、昔人論年老有子者、男不過尽八八、女不盡七七、則知氣血在人、固自有量、夫

豈能逃陰陽之至數哉、

聖濟經原化篇、藏眞賦序章曰、水木火土金爲序者、以其相生有母子之道也、水火金木土爲序者、以其相克有夫婦之義也、相生所以相繼相克所以相治、雖人稟生、命門肇乎始胎之後、未有不相克以成者、原自乾坤交遇於亥、一陽始壬於西北、壬爲陽水、合丁之陰火而生丙、丙爲陽火、合辛之陰金而生庚、庚爲陽金、合一（乙陳本）之陰木而生甲、甲爲陽木、合己之陰土而生戊、戊爲陽土、合癸之陰水而生壬，玆夫婦之義化毓妙理，由是出焉，方其壬之兆懷，命門初具，有命門然後生心，心生血，法丁之生丙也，有心然後生肺，肺生皮毛，法辛之生庚也，有肺然後生肝，肝生筋，法乙之生甲也，有肝然後生脾，脾生肉，法己之生戊也，有脾然後生腎，腎生骨髓，法癸之生壬也，有腎則與命門合，而二數備矣，壬若其一水一石之謂歟，此腎於五藏所以獨爲耦，徒知在器有權與準，在物有龜與蛇，在色有赤與黑，而六口一水一石之道，是未達生化之妙中太一真精兆於水、立於石、故火之悍、金之堅、木之橈（撓陳本）、土之和、得以棲存諸中、其相克相治者、乃所以相成耶、犯人之形者、詎可一於相生相繼而欲以收成物之功哉、析而推之、一月血凝、二月胚兆、三月陽神為魂、四月陰灵為魄、五月五行分五藏、六月六律定六腑、以之七精開竅、八景神具、宮室羅布、氣足象成、靡不有自然之序、觀妙之士、兩之以九竅之變、參之以九藏之動、了然留次、無或逆施者、蓋得其始生之序如此、

顱顖經：夫顱顖者，謂天地陰陽，化成顱顖，故
受名也。嘗覽黃帝內傳，王母金文，於演四叙
二儀陰陽之術，三才一元之道，採御靈機，黃
帝得之界天，秘藏金匱，密固內經，百姓莫可
見之。後穆王賢士師巫於崆峒洞，得而粹叙
天地大德，阴阳化功，父母交和，中成胎質，炎(旺陳本)
自精凝血室，兒感陽興，血入精宮，女隨陰住。
故以清氣降而腸(暘陳本)谷生，濁氣升而陰井成也(此二陳本)。
若二儀五樸(揆)，五氣相滲，自覩元機，非賢莫曉。
謂真陰錯雜，使精血叙(聚陳本)而成殃，陽發異端感

空位陳本漾字

榮衛合而有疾，遂使嬰兒纔養，驚候多生。庸愚不測始末，亂施攻療，使致枉損嬰兒。吁哉！吁哉！遂究古言，參察端由，叙成疾目，曰顱顖經，爲真憑辯證，乃定生死，後學之流，審依濟矣。天和太清除（降）乘赤海，則謂真一元氣乘之，則母情光挖，蕩漾熾然，乏（是）陽盛發，陰當姙其男也。六脉諸經皆舉，其陽證所謂姙衰不勝藏氣，則觸忤而便傷，姙勝而氣劣，則母疾三五月而發，皆隨五藏。心藏干而以口苦舌乾；肺藏腸而多涕發寒，肝藏邪而[illegible]（眼陳本）酸多睡，脾藏發而嘔逆惡食、胥藏困而軟弱無力、藏姙氣平、則和而無苦、胎若劣而強得藏養至生亦乃多疾、二儀、純陰之證、升雜真一者、謂陰發陽則父情悖（博）、姙當成女也、六脉諸經皆發陰證、若（若陳本）血盛氣衰、則肥而劣、氣若氣盛血衰、則瘦而壯、氣餘、藏姙之氣皆同男說、孩兒子處母腹之內時、受化和之正氣、分陰陽之紀綱、天地降（降）（清陳）灵日月而化萬物以生成、隨其時变大理情純至一化（坏不陳本）成祥瑞之基、全真道一、故生成焉、一月為脉、精血凝也、二月為胎、形兆分也、三月陽神為三、䰟動以生也、四月陰灵為七魄淨鎮形也、五月五行分藏安神也、六月六律定臍姿灵也、七月精開竅通、光明也、八月元神具降真灵也、九月宫室羅布以生人也、十月氣足、萬象成也、太一元真在頭曰泥垣、總衆神也、得諸百灵以禦邪氣淘真萬類以靜為源、是知慎終靜遠、即以守恬和、可以保生長（長生）耳、故小兒之瘦病、蓋他人之过也。

千金、凡兒在胎一月胚、二月胎、三月有血脉、四月形体成、五月能動、六月諸骨具、七月毛髮生、八月藏腑具、九月穀入胃、十月百神備則生矣、生後六十日瞳子成、能咳咲應和人、百日任脉成、（千金翼云、五十日任脉成、）能自反覆（覆）、百八十日髖骨成、能独坐、二百一十日、掌骨成、能挨（匍千金 扶陳本）伏（匐千金）、三百日臏骨成、能独立、三百六十日、膝骨成、能行也、（千金翼云、脉臏成、）若不能依期者、必有不平之處、（千金翼与此皆同、異者、箋注於下、）

張渙論小兒初受氣經曰、陰搏陽別、謂之有子、父母氣血和調、陽施陰化而成姙娠、全在其母忌慎調養、則令兒生下少疾易养、若初不忌慎、則兒無由得安、且嬰兒在腹、亦可辨男女、診其母脉左手沉實為男、右手浮大為女、又母若面南行、还後呼之、左廻首是男、右廻首是女、且妊娠一月兩月、血脉行澀、其母勿食腥辛之物、居必靜處、三四月内、形像漸成、無食薑兎等物、五六月内、勿食諸辛物等、七八月内、勿食瓜菓酸物之類、九十月内、忌食生冷一切動風痰物等、常須端心清虚、坐無斜席、立無偏倚、行無邪徑、目無邪視、耳無

觀閒二字疑錯

邪听、口無邪言、心無邪念、無妄喜怒忌慮、每見傴僂醜惡形容之人則避之、及不得往田野之觀閒一切禽獸之類、盖毋有所動、胎必感之、動靜听聞、莫不隨毋、若不依此法、則男女無由智慧聰明、自多疾病難养、徒施湯藥

又姙娠常須調啇寒温、一切忌慎、縱有小不調、便須服藥、去其疾病、益其氣血、扶养胎氣則生兒強盛、切宜慎之、

相壽命第十一

千金、相小兒壽命長短法、

兒生枕骨不成者，能言而死，

尻骨不成者，能倨而死，千金翼以尻骨為膝骨，

掌骨不成者，能扶伏而死，

踵骨不成者，能行而死，

臏骨不成者，能立而死，

生身不收者死，

魚口者死，

股間無生肉者死，

頤下破者死，

陰不起者死，

囊下白者死、赤者死、

相法甚博、略述十数條而已、

兒初生、額上有旋毛者、早貴妨父母、

兒初生、陰大而與身色同者成人、

兒初生、叫声連延相屬者壽、声絕而復揚急者不壽、

兒初生、汗血者多危厄千金、不壽、

兒初生目視不正、數動者、大非佳人、

兒初生自開目者、不成人、

兒初生、通身軟弱、如無骨者、不成人、

児初生、髮稀少者、強不听人、至憲云、不聴、

児初生臍小者不壽、

児初生、早坐早行早語早齒生、皆悪性、非佳人、

児初生、頭四破者、不成人、

児初生、頭毛不周匝者、不成人、

啼声散、不成人、

啼声深、不成人、

汗不流、不成人、

小便凝如脂膏、不成人、

常搖手足者，不成人

無此狀候者，皆成人也。

兒初生，臍中無血者好，

外（卵）下縫通達而黑者壽，

鮮白長大者壽。

論曰：兒三歲已上，十歲已下，觀其性氣高下，

即可知其夭壽大略。兒小時識悟通敏過人

者多夭，則項託（橐 千金）、顏回之流是也。小兒骨法成

就，威儀迴轉遅（遲）舒，稍費人精神彫琢（琢）者壽。其

預知人意迴旋敏速（速）者亦夭，則楊修、孔融之

流[徒 千金]是也，由此觀之，夭壽大略可知也，亦猶梅花早發，不覩歲寒，甘菊晚榮[成 千金]，終於年事，是知晚成者壽之兆也。千金翼相小兒壽命並同。

醫上疑有脫字

顱珠論云，凡小兒未滿歲已前五不成醫，

掌骨不成，而不能匍匐，必死，

枕骨不成，而不能言語，必死，

膝骨不成，而不能移步，必死，

胯骨不成，而不能動坐，必死，

尻骨不成，而不能行立，必死，

右已上不足之疾，並是父母已過之疾也。

胎胎疑胚胎

三関錦紋第十二

仙人水鑑小兒脉經要訣云、夫小兒託質胎（胞陳本）胎成形血氣誕生之後、三歳之間、十旬之内、栄衛未調、筋骨輕軟腸胃微細、凡於動静、易獲驚傷、致於夭亡、得不傷哉、余看書之暇、留心醫術、措意諸方、編成小兒疾候之源、成一家輕捷之説、三関之脉取類而歌五藏之疾窮太而脉目曰小兒脉經要訣、貽於後代、深可指迷耳、

脉形論、夫小兒手之第二指、指有三節、脉之

形出其上也、近虎口之位、號曰風關、其次曰氣關、在其指端曰命關、凡有疾、當視其三關上之脉形、察其病為、可以三關斷之、指左手指也、

疫當作度

魚疑云

脉形圖（與翰林侍詔楊大鄴法同，少異者各注於下。）

風關脉是驚，傳心藏。

氣關脉是疳，傳肺藏。

命關脉或通疫（度，陳本）三關，是肺風、慢驚，不療。

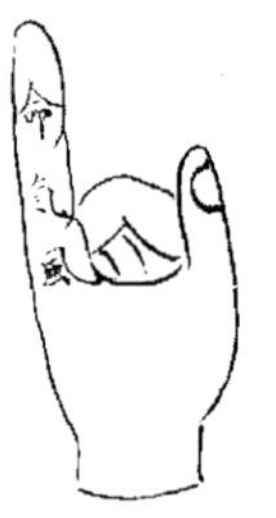

形如魚刺

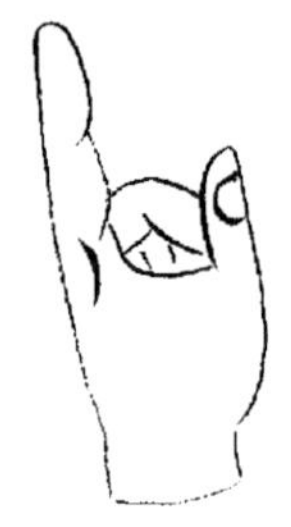

風關慢驚可醫。（楊大鄴魚）

急驚亦治。

氣關心疳，可醫。

命關難醫。

歌曰

形如魚刺物多驚、蘇氏家傳、及朱氏家傳、皆作形如魚刺是初驚、

遍体如湯面色青、

或瀉或狂宜此斷、

消癥調氣使惺惺

形如懸針

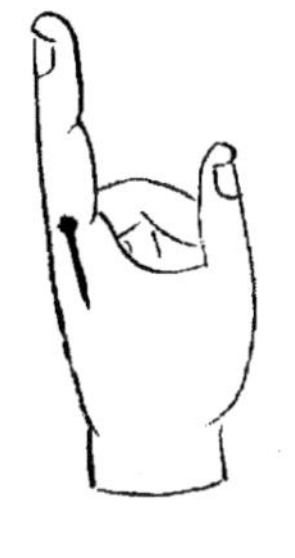

風關水驚亦醫、

氣關府入肺陳本脉亦醫、楊太鄞方不治、

命關及三關通度、是慢驚

形候也、下兩關不斷者難療、單關者亦醫、楊太鄴云、懸針命關痾、通三關不治、

歌曰

形似懸針瀉痢多、
水驚急療便（陳本更）安和、莊氏家傳云、水驚紫黑候偏和、
受疾只因心藏起、
三關通度是沉痾、

形如水字

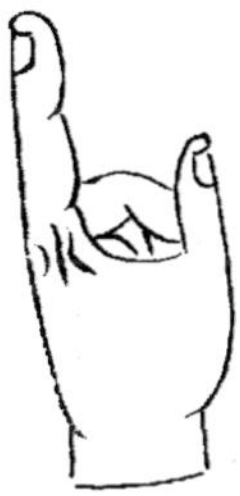

風關是肺藏驚
氣關慢驚有虛積亦醫
命關疳氣風不療

歌曰

形如水字肺家驚
虛積相傳面色青
腸上有食宜便取（楊大鄰云腸上有涎）
消癥洗肺得安寧

形如一字

風關肺（肝陳本）風亦醫

氣關慢驚風入肺難療、

命關若有不療、

歌曰

形如乙字病傳肝、

眼慢驚啼淚不乾、

此病肺風傳受得、莊氏家傳云、此是肝脾傳受得、

三關觀候細詳看、

形如曲蟲

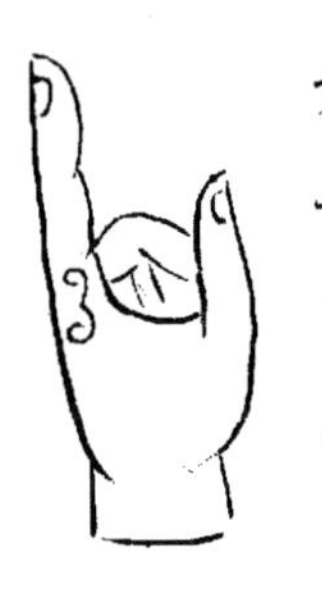

風關病傷肺堪治、

氣關大腸大積、有陳本

命關難治

歌曰

形如曲蟲痞積深，

肺家有病腎來心，

患子若能醫得好，楊大鄴云：患兒急與消沉積。

良工須是獲千金。（用情深　陳本）

形如環

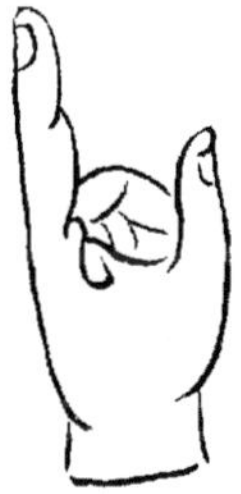

風關肝痞亦（可　陳本）醫，楊大鄴於此云：乃關腎有積，可治。

氣關肺痈亦醫、楊大鄭云、氣關肺積

堪治、

命關不治楊大鄭同、

歌曰

形似環來背受疴、

好泥喜土作常飡餐、

消癥未遇良工藥、

取動方知体漸安、

形如乱紋

風關楊大鄭云、风關若直肾有積、

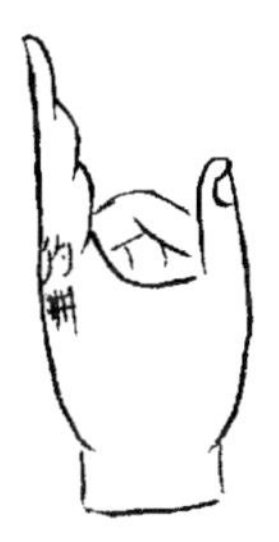

氣關楊大鄴云氣關府咽

命關三關若有亂紋皆蟲也楊大鄴云命關不治三關都有紋曲是蟲

歌曰

紋亂涎橫蟲在心
悲啼晚夜痛難禁
求神拜鬼渾無效
吃藥安和莫吝金

流米形人又名流珠形

氾關

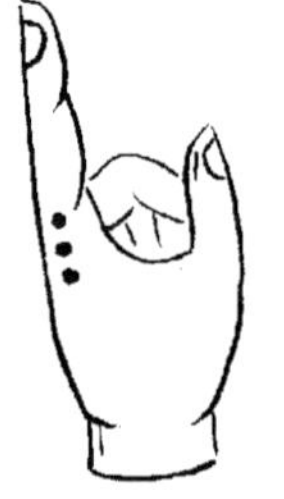

氣關

命關

三關都过有積、命關独有不治、面上又身上有着、便是流米死候不療、

歌曰

流珠死候不須醫、

更看三關在所推、

尺氣（關陳本）得之猶可治、

命紋有此死何疑、

仙人水鑑八脉主病歌

形如魚刺物驚嗟、

嗟陳本作瘥

形似懸針瀉痢多、
水字肺驚癥見甚、
亦知肝積要調和

又歌

形似曲蟲疳患久、
知環腎積細詳看、
逢紋乱後知蟲犯、
流米通身臭望安、

仙人水鑑虎口脉色相應歌

虎口脉青同面上、

心頭有熱水驚来、

飛禽四足将禽斷、禽為火、其色赤、虎口一脉若赤色面上有赤、是飛禽四足驚也、

脉乱須逢打撲災

茅先生論小兒如小可患、要看虎口、及三関脉時如丹紅色、是傷寒及食、癥發壯熱、如紅色夾青色是驚、如紫青色是腹肚不和、如紫黑色是腹中冷、或瀉或痢、此是氣関也、如小兒氣関党色與前面同、欲丹紫色、若其患甚、即其色如黑、必死也、如命関党色被虎口内

一帶色赤丹紅由通治，若紫色及黑色死也。

看荆先生似以第一關為氣關，第二關却為厄關，与其他名字不同，然辨病則一，无不同何害。

大凡小兒三關脉赤來上，厄關時甚也。上命關時死也。第一且要看太衝脉動時即吉，不動即千萬死。更看陰陽二部脉如來沉慢時死，如來猛由尚通治。

嬰童宝鑑辨三關錦紋云：手魚際白肉上有脉可候，黑脉起者癎，赤者熱，青大者寒，青小者平。

手第二指間脉可候。　青脉為四足驚。

黑脉為水驚、或云、沐浴着、

微見着為風盛、

脉小而短着為平、

出節着不治、

赤脉為人驚、或云、火驚、

紋曲着為食傷、

脉大而長着為重、

翰林待詔楊大鄴看小兒脉法云、夫小兒脉、見紅赤色、在節內如細魚腸大着、即風熱盛也、若見脉微紅着、即乃熱也、若見微紅半青着、是驚積風熱也、若見脉青色在指節內如魚腸大着、即驚候也、若見脉青色在節內、如綀擻兩頭大、中心細着、即急驚癇乃候、若見

件疑畔

脉如前青色过節二三分已来，如曲鳝伸縮来去着，即慢驚氾候，若見脉前青中當兩伴半青紅着，即急驚候也，若見脉白色在節似細魚腸大着，此傷脾瀉也，若見前白色在節内，半白半紅半赤色着，即傷寒候也，若見陰陽候脉息过節二三分已来，如曲鳝縮来縮去着，即是傷寒被人將藥取動，此先辜疾，必死候也，見脉色白色过節二三分已来，即脾泄瀉也，若見傷寒候脉息當節中心着，即先辜之疾，此日以也，七九十一日已上，如見本傷寒者、祇一三五月醫得、若見前白色青紅色在節內似細魚腸大者、脾胃不順、脉白色在節內、即驚病已也、大凡見小兒脉黃色必死、如脉过節者為死候也、

楊大鄞又定小兒生死三關訣

手上青紋現、情知四足驚、
黑因遭水撲、赤是大人驚、
內隱連風急、紋弯食上暴、
但看叉手處、方始驗真形、

又內八片錦

青色小大曲、水火飛禽撲、
黑花小大曲、人鬼并四足、
赤色小大曲、米麵并魚肉、
若是紅絲見、慢脾驚作毒、

又訣

虎口見紋青、多應四足驚、
赤色水魚撲、黑是外人驚、
脉沉癥宿乳、紋彎食上乘、
渾身雖壯熱、耳冷豆還生、

又外八片錦

孩兒生下月余間，左男右女辨根源。若有紫紋胎驚氣，青色原胎氣不全，赤色有驚因水得。一二三歲兩邊看。

又訣

若过一関長一米二米便是驚撲起傳到第一中節時便是驚撲。習一府似出不出。紋隱々驚傳藏内。紫微顯青色驚病方入脾，此是慢脾无可疑。

飛仙論小兒指節候云，凡看小兒指節，從虎口第一節第二節第三節脉見，或青或紫，或紅或淡或黑、有紋如錦、一直者、是外傷脾、及熱驚發、左右手皆有者、是驚與積齊發、有三條或散、是肺生風痰、或齁鮯鳴者、青是傷寒主嗽、如紅大主瀉、有黑相兼、主有痢、紅多赤痢、黑多白痢、有紫相兼加渴、是虛也、

歌曰

左手三関現錦紋、定傷脾胃熱和驚、右同左樣双紋起、食驚積傷是水形、紋頭又着三乂樣、肺熱風涎夜作声、有青却是傷寒候、若只紋紅瀉欲生、

宝童方看小兒虎口云、自虎口一節至二節、脉或青或黄或黑、有紋如錦一直者、是妳食傷脾及發驚、左右手是一樣、驚與積齊發、是（有）三條成線、是肺生風痰、或似鶻鴿嗚、有青是傷風欬嗽、如紋主瀉、紅黑相兼主有痢、黑多主赤痢、有紫相魚（兼）主瀉、此候虛也、

歌曰

紋生左手錦紋形、定是傷脾及熱驚、右有双紋如左樣、痢傷驚瀉一齊生、紋頸有似三义樣、肺熱風生哭不停、有青却

是傷寒候只有通紅是瀉生

小兒非時將手摸腰七日遇心土必死心王子午時

虎口紋形

紋如魚刺骨者　是因驚著

歌曰

紋如魚刺是初驚　紅色須知病在心

若遇黑時連腎脉　更宜詳審究元因

紋如水字　是夾驚傷寒

歌曰

紋黑驚傳入胃囊，青黄脾藏受災殃。
夾驚傷寒紅赤色，鎮心解表要相當。

紋如一字

是吃食并驚有積候。

歌曰

紋彎食上有乖時，傳受風邪入在脾。
若黑之時休整療，遙知大命已傾危。

紋如環子

是有驚涎入肺。

歌曰

驚風入肺少人知，八錦紋中子細推。

鐶子作紋如面白、涎声潮響急須醫、

紋如曲蟲 是驚入肝、

歌曰

曲蟲紋是病傳肝、外證分明仔細看、

脊藥一時交併服、何憂此患不能安、

紋如魚鈎 是驚風在膈上

歌曰

膈上驚風入肺中、病人遭熱又生風、

涼肌解膈薫開胃、次鎮心田病乃通、

紋如懸針——有驚在心

歌曰

驚傳心藏積因多、壯熱通身氣不和、
此患却稱天釣病、緩若醫持不柰何、

紋如乱字 辨 是脾生疳蟲

歌曰

蟲乱縱橫總在脾、瀉痢頻生更惡啼、
亦有筋皮乾卷縮、用心調理莫延遲、

紋如流珠 ••• 是死候、若風氣不可下藥、

歌曰

流珠忽覩在三關、孩子相辭命已難、

醫者返魂求妙藥、雖逢扁鵲也應閑、

宝童方論、三關紋錦歌、

孩兒生下纔过月、有病如何為人說、男左女右虎口中、若有紫文是驚熱、青色成胎氣未全、亦本驚生搐有涎、赤色必然經數日、或驚水火病相連、孩兒一腸至兩腸、虎口更交開掌握、若生米粒过初關、並是有驚防眼合、若過一節至兩節、便與積驚同一說、似出不出隱々紋、此號應傳脾藏結、若紫之時是（定陳本）難療、青紫有驚入脾（脾）竅、此時呼作慢脾（脾）風、好手医人急医（難陳本）療、若逢紅色但寬心、下藥之時却神妙、脈出三關連指面、孩兒死候還須見、不拘顏色赤白紅、万死一生休憤怨、

保生論、三關錦紋、小兒三歲已前若有患、須看虎口脈、次指表節為命關、次氣關、次風關、古人所謂初得風關病猶可、傳入氣、命定難

存是也、
脉一直者驚、與治
曲外者傷寒（食陳令驚）有積、與積
一（下陳本）曲裏者是傷寒、與汗解
小兒生未滿五百七十六日、須看錦紋
命關　三脉過者死
氣關　二脉見、病漸深、
風關　一脉見、初得病、

命
氣
風

一風關易治、
二氣關病深、
三命關死候、

當於第二指三節上辨之

歌曰

指上青紋起　情知四足驚（青色主猪犬羊馬驚）

黑還因水撲（風雨師巫嗔水洗浴驚）　赤色是人驚（并撮撲着）

内曲傷寒甚　彎前食上蒸

紫紋多瀉痢（并有熱）　黄色主雷驚（數声一同）

但看权手處　方顯病貞形

莊氏家傳小兒看候外八片錦中云、氣急風還急紋彎食已停、又小兒三關候、三關青是四足驚、三關赤是水驚、三關黑是人驚、有此通度三關脈候、是極驚之候必死、餘外並可医治、

脈曲向裏者 (是氣疳、

脈曲向外者) 是風疳、

脈斜向右者 \ 是傷寒身熱不食、

脈斜向左者 / 是傷寒身熱不食、

又幻脉着　是傷寒

脉三曲如長虫　是傷硬物、

脉两曲如鈎　是傷冷、

脉一頭如鐶又有脚着　是傷冷、

面上有此點子∴　並是再發之候、

頭面肚上有大脉并青筋　並是食蠱毒、驚積雜瘵、

脉如乱虫　是常痫、亦有虫痫

蛔食積之痫、治之必差、凡脉不足細者、

並是風氣、但消痫然後取虫、肥孩兒為效、

又三關錦紋上

風關上有黑紋主癇疾，赤紋主熱，青紋紫小，微受冷邪，青紋大者主寒邪。

氣關紋現，是疳候傳肺，赤青色紫主疳積。

命關脉紋現者，主急慢驚風，難治。三關脉通遍者死。

У　風關青如魚刺易治，是初驚候，黑色難治。

氣關青如魚刺，主疳勞身熱易治。

命關青如魚刺，主虚風邪，傳脾難治。

丨 風關青黑色如懸針、青主水驚、氣關赤如懸、主疳煎肺藏積熱、命關有此、凡五色皆是死候、三關通度如懸針者、主慢驚風、難治、

水 風關如水字、主驚風入肺咳嗽面赤、氣關如水字、主膈上有涎、并虛積停滯、命關如水字、主驚風疳極夾驚候、不拘五色、三關通度者不治、

乙 風關如乙字、主肝藏驚風、易治、氣關如乙字、主驚風、命關如乙字、青黑色主慢脾、

炮疑胞

難治、

風關如曲虫者、疳病積聚、胷前如横排算子、肚皮似吹起、猶炮、氣門如曲虫、主大腸癥積、命關如曲虫、主心藏傳肝、難治、

風關如環、主脾藏疳有積聚、氣關如環、主疳入胃吐逆不治、命關如環、難治、

此紋若在風氣二關、易治、若在命關、通度難治、

此紋在手上、或在面上、或在左右臉邊皆是死候、

腎當作腎

人要括

魚刺初驚候、懸針瀉痢多、

水紋驚肺積、乙字是肝訛、

虫曲痡將甚、如環腎有蹉、

乱紋虫已極、珠現作沉痾、

又別本外八錦

第一 y

指間魚刺動、隱々類虫行、

此病從心得、先因四足驚、

第二 |

白輪青黑現、手指若懸針、
内外皆相應、兒驚病已侵、

第三 曲

虎口圍成曲、因驚或感風、
熱生由病乳、神乱臉仍紅、

第四 乙

上吐多頻併、翻腸瀉若傾、
指紋端似乙、有濕任中停、

第五 川

搖頭時拱手、熱極意昏沉

赤黑紋如現、因人自外驚、

第六

内隱風還盛、沉痾目不開、
都緣因喜怒、到此有延災、

第七

赤脉過三節、仍加顋似癰、
縱多神妙藥、此病也難攻、

第八

頻因驚撲着、啼叫淚時休、
乱紋三節現、無病也堪憂、

又内八錦紋

魚刺脉初驚候、風関驚風疾積可治、氣関積滯可治、命関不治、

懸針脉主瀉痢、風関水驚可治、氣関疳在肺、不治、命関肺疳、三関通度、驚風不治、

水字脉、肺家有驚積、風関肺藏驚積、氣関驚、命関慢驚疳風、不治、

乙字脉、肝氣有傷、風関肺風不治、氣関驚風入肺、不治、命関不治、

曲虫脉、疳蔵有積、風関肝疳傷脾、氣

熱、疑熱、

関大腸受積、脉麁不可治、命関不直者可治、

如環脉、腎家有積、風関痱病有積氣

関大腸受積、命関不治、

亂紋脉、虫在心、其脉乱、三関虫咬心

肺初因熱、赤脚連々赤紫、定為驚、更加赤色

食軟硬睡裏驚、亂紋三関可治、小兒腎有積

也、

流珠脉死、或沉痾、指上有黒點子、伏

積在命関死、若是赤點、或在風関、可與下涎

取積、

晴陳本作睛空從

又歌曰

曲内驚風緊、曲外是食癥、

因此多般吐、乳食不相應、

長沙医着毛彬傳驚八片錦、

虎口開時赤星現、双晴翻後卒難辨、定（辯陳本）

是人驚風入心、手足抽牽無定限、虎口

開時見黒星、顖門腫起叉成坑、定知四

足曾驚着、面上時、搦手不停、虎口開時

帶白色、小児病是水驚得、口眼同開鼻

作声、身上汗珠益流出、虎口開時青色

友文唇、青相應又留高、只、緣飛鳥来驚着、
小腹膨脝氣轉牢、虎口開時赤[青 陳本]色長、看
天仰面牙齒當、小兒高處曾經撲、面黑
還兼手帶黄、虎口開時帶黄色、孩兒兩
處曾驚嚇、作声開口汗常乾、項黑須防
被災厄、虎口中心色帶紅、兒驚因水遂
生風、鼻中出氣多開口、目直身強勁似
弱、虎口紋生出外停、若逢此候號將驚、
不論紅赤并青黑、逢此之時命必傾、

脉法第十三

顱顖經：凡孩子三歲已下，呼為純陽，元氣未散，若有脉候，即須於寸取之，不得同大人分寸。其脉候來呼之脉來三至，吸之脉亦三至，呼吸定息一至，此為無患矣。所言定息呼氣也（未顱），出，吸氣未入，定息之中又至，此是平和也。得以大人脉五至取之，即差矣。如此七至已上即有為（為有）氣，或脉浮如弓之張弦，此為有風，並可依後方合藥治之。或七至已下，此為冷候，亦宜依後方合藥療之。或診候取平和，或（忽顱）而不見，深（沉顱）浮不定，伏益根平者，此為神鬼

之病、且合求崇[祟]續、宜使藥、或桃柳[柳]枝湯浴煎飲子為使一兩顆桃心、

顱顖經又云、孩子脉呼吸十五至已上、三至已下皆死矣、

千金翼、凡婦人脉常欲濡弱於丈夫也、小兒四五歲者、脉自疾駃、呼吸八至也、尺寸俱浮直下、此為督[督]脉、腰背強痛不得俛仰、大人癲病小兒風癇、

小兒脉沉者、乳不消也、

小兒脉弦急者、客忤氣也、

王叔和小兒生死候歌

小兒乳後輙嘔逆、更兼脉乱無憂慝、病源

小兒啼未定、氣息未調、乳母怨遽以乳飲之、其氣逆急上、乳不得下、停滞胷膈、則胷滿氣急、令兒嘔逆、又乳母將息取冷、冷氣入乳、乳变壞、不捻除之、仍以飲之、冷乳入腹、与胃相逆、則腹脹滿痛、氣息喘急、亦令冷嘔逆、又解脫換易衣裳、及洗浴露兒身休、不避風冷、風冷客於皮膚腠理、傳於血氣、入於胃、則腹脹而吐逆也、凡如此風冷変壞之乳、非有冷吐逆、腸虚入胃、則為痢矣、

弦急之時被氣纒、脉緩即是不消乳、小兒

脉弦主風邪氣、脉緩即乳不消、

緊數細快亦少苦、虚濡邪氣驚風助、小兒

需陳本作濡

乳陳本作浮

脉緊、與形相稱也、虛

需亦生虛邪驚風也、

痢下宣腸急痛時浮大之脉歸泉絡、下痢

脉乳大者死、形

與脉相反也、

聖惠辨小兒脉法、夫小兒脉三歲已上、五歲

已下可看候、然與天人有異、呼吸八至、是其

常也、九至者病、十至者困、

小兒脉緊緊者、必風癇也、

脉沉者乳不消、

脉弦急者為客忤、

脉沉數者、骨間有冷、

脉浮而数乳癎風熱、
脉緊（緊）而弦腹痛、
脉弦而数乳熱、五藏壅、
脉牢而実、大腸（腸）秘澁、
脉乍短乍長、乍大乍小、不等着有祟（祟）、
小児變蒸之時、身熱而脉乱汗出、不欲食乳
食乳即吐逆、不可用薬、必自差矣、
小児病困汗出如珠、着身不流者、不可治、
小児久下痢、脉浮而腹痛着、不可治、
小児有病胃陷、口唇乾、目直、口中氣冷、頭低

臥不舉身手足重軟、身体強直、掌中冷、皆不可治、

茅先生辨小兒五藏本脉、

肝弦　心洪　脾緩　肺浮　腎沉

又辨小兒四季受脉、

小兒脉數、熱病脉洪、瀉痢沉細、

風疾弦緊、　氣疾脉洪、　頭痛寸急數、

水藏急數、小便頻滴冷痛、

脾浮洪、胃中有氣塊、不思飲食、

右前件脉法、各有声出看各受本候浅深、

其小兒合陰陽二部脉將𩨨骨為中關前為陽關後為陰關陽得陰脉死陰得陽脉亦如之六歲已前第一看太衝脉及看形色并看虎口及三關脉六歲已後方可看陰陽二部脉即依前法小兒無脉至數如看前來遲及不動即死候虎口及三關脉若迭起來黑色死候不治太衝脉不動亦死

漢東王先生家寶小兒一見生死訣

幼童脉氣辨（辯）何形水鑑先生曰小兒雖受陰陽二氣成其形

水陳本作氷

狀氣尚未周何言有脈直至變蒸候盡
陰陽氣足方可看脈其毀齔之年方生
陰陽二氣聖人云男七歲曰毀生其元
陰之氣女人歲曰齔其陰陰方成故未
滿毀齔之年呼為淳湯若毀齔滿後呼
為童兒始可看脈如身休俱盛脈旺一
息六至為常人之脈一息八至為熱九
至風五至虛四至損三至脫二至死十
至必是痾勞虛損形容瘦劣若或身肥
血色青白一息十一二至者謂之虛是
風病死是為脈亂若一息十至六著為
脈不未其人當令必二遲若一息十一
二至若必死速不滿死曰何名為一息
一呼一吸名為一息呼吸者即是出一
氣入一氣謂之一息其脈若指下未硬
隱指急大者是有積若未微細即是冷
若虛輕緊即是熱時復一大即是驚若
大小不勻即是惡候也先生所論浮數
為熱伏結為寒沉細為冷大小不勻為
惡候數者緊也浮者輕也伏者貼也童

手方見結着乱也、沉着重沒、謂之沉、細着微也、大小不匀、則是或大或小而不均、是為氣不生其人必死也、

二十五種甚分明、有二十五候、定其必死、

抱着遍身不温暖、是血絶不瘧也、

四肢垂嚲哭鵶声、四肢垂嚲着、為胃絶也、胃主四肢、既絶不能管也、鵶声已解在形候門中、

啼哭無淚瀉涎清、是肝絶也、

撏着（眉）摘眼爪甲黑、即是筋絶、筋痒故撏摘其眉眼也、

泥壇腫起或為坑、其顖門或腫或陷也、

將口咬人魚口急、即是兩口角垂如鯽魚吸水之狀、

脚直肚大有青筋是筋絶不能收、脚肚脹、即是氣絶也、

上視以覷於高物目直、故上視也、

長嘘出氣黑文行、氣欲絶、出而不廻、黑文即血不應脈、

喫乳不收舌出口、吃乳不水則胃絶、舌出口、即是心絶、

脣不蓋齒眼坑傾則是脾絶、脾主肌肉、外應於脣、脾絶則脣

縮、眼坑傾、亦屬脾、

瀉痢多變黑黶血即是心絶、心吐血、心若絶則下血黑色矣、

偏搐似笑没心情一逢〔邊〕搐也、虐笑不止顏没其心情、此悪候

也、也

不論貴賤及男女、救療十人無一生、諸候

並是難医者

錢乙論小兒脉法

脉乱、不治　氣不和、弦急　傷食、沉緩　虚驚、促急　風浮　冷、沉細

嬰童寶鑑論脉候

指脉内候脩

夫小兒三歲已上、七歲已下、其脉駃、一息七八至為平、八至已上至於十至者、曰大過、其病為陽盛也、下不及五至六至、曰不足、其病為陰盛也、

浮為風、浮者陝、按之不足、輕手乃得、如葱管者、曰浮也、

沉為冷、沉者陰、重手乃得、舉指脚無、行於骨下、曰沉也、

洪為熱、洪者按之散大滿部、狀如浮脉者曰洪、

微為寒、微脉指下往来、細如乱絲、重手即無、輕手乃得也、

緊為實、亦曰痛、緊者如絲而急、按之有力曰緊也、

沈細為乱結、亦為冷、言其脉細小而沉也、

弦數為瘧、瘧脉弦如箏、通度帶馱、

弦急為客忤、弦息如新上之弦、

大小不匀為中惡、言其脉或大或小、不依其部也、

脉虚病亦虚、虚脉輕手得之、重手即無也、旧虚、只因頻下藏腑即虚、亦因久瀉也、

変蒸之脉寸口乱、乱為大少不匀、

伏為氣、伏行筋中旧伏也、

陳本胃作胷

陳本兼作致

左手寸無脉、心下痛、胃中熱、時、[時]嘔、口中生瘡、由乳母食冷所兼、欬嗽、頭有汗、寒熱、作喉中哽塞作声、

右手寸無脉者短氣々逆、喉中欬噫、由乳母抱出衝風露所為也、

心脉滿大、肝脉小急、並為癇瘛瘲之疾、

凡寸脉但浮、直上直下、督脉連腰脊、強不得俛仰、

三部脉緊急、其癇可治、

吐晛浮者可治、

弦急者氣痛中惡、微者可治、
弦緊牢弦為癥癖病、脉隨其左右上見、
三部脉沈為食乳不消化、緩亦上同、
少陰脉數為府淋、虛濡者驚風邪氣、
脉如雀啄若緊者風癇、
傷寒脉洪者易理、微者難理、
脉來浮大者宜發汗、
一投一止病、假令六投一止、六日病也、
春脉弦、 夏脉洪、 秋脉浮、 冬脉沉、
四季脉緩、各推其王相表裏、

若浮而見病在表屬皮膚，在腑而為順，陽脉沉見病在裏，屬藏骨髓而逆行陰之理也，脉在上，病在上，死生見焉。

又論死脉，傷寒身大熱，體黄，脉沉細者死，中惡脉緊細着死，黄疸脉沉細腹滿着死。

患眼觀證診候訣

凡疾患既重，次看脉息如何，當以一指在魚際或太衝看，若是傷寒急驚疹豆之候，此為腑病，得浮洪即易安，沉細則難安，且與回陽，兩日至第三日，再診之，如得陽脉方許調理。

然陽脉取之在輕手、如捻葱管、乃有滿部重按即無是也、若中慢驚吐瀉瘧痢之候、此為藏病、瀉沉細即易安、浮洪即難安、蓋陰病脉行於内、不可行於外、然陰脉輕手按之不顯、尋之至骨沉々應手是也、凡一切病覺脉来三點大、又三點細、此亦難治、大都小兒脉只看陽脉大、陰脉細、餘不可驗也、季者宜審詳之、

保生論、小兒三歲已後、或五百七十六日外、皆可訴[診]兩手脉、一指定三關、

歌曰

小兒有病須憑脉、一指三關定其息、浮洪風盛數因驚、虛冷沉遲實有積、

浮為風、秋得浮、旺平和、浮者輕手來大、重手來細弱、如按葱葉之狀、故曰浮、主小兒中風傷風欬嗽嚏噴、煩躁壯熱、鼻流清涕、一身頭面虛浮、下泄多、小便如粉、可與解表甚者與出汗即愈、

洪為熱、夏得洪、旺平和、洪者輕手脉來大、重手脉來亦大、故曰洪、主小兒癇發熱、身生癰癤及瘰

瘂、喉閉顋腫、風熱面赤氣喘、心藏有熱、小便
淋瀝、頻赤痢、
數因驚、咽春得數、平和、數者脉来小急過数迷疾、故
曰數、主小兒夢中咬齒、驚擲、見人恐怖、夜多
盜汗、白日多困、氣粗不語、忽瀉青糞、若得數
脉、乃生驚候、此乃驚氣傳膀胱、主小兒有疝
偏墜、
沉遲為虛冷、沉遲者、輕手按全不見、重手按
至骨、脉来沉弱細小、故曰沉遲、主小兒脾胃
虛冷、泄瀉無時、嘔逆不食、

實有積、冬得実、㗊平和、實者輕手脉不見、重手脉来大、故曰實、主小兒藏腑有積、腹脹面黃髮立、小便如油、面仆地臥、頻々吐食、腹內鳴響、久積不治、即成府勞、丁奚哺露候、若孩兒肥實者、宜與稍涼藥取積後補、若孩兒羸瘦、藏腑虛薄、可與性溫藥、取積後補、凡小兒脉春數夏洪秋浮冬實、脉来八至止者、皆平和之脉也、若脉来急如弓弦、脉来兩動而止不見者、皆必死之脉也、

孔氏家傳王叔和經、小兒脉呼吸八至若平、

九至者傷、十至者困、訣小兒脉法多雀鬪要

以三部脉為主、若緊為風癇、沉者乳不消、弦

急者客忤、沉而數者、骨間有熱、

宝童方中指脉法、孩兒五七歲方訣中指脉、孩兒五七歲、

五歲（藏）脉方現中指兩（兩）畔內、（于陳本）中子細看、

左男右女專心記、左主脾肝心腎肺、右

主熱生驚氣痞、女子皆看各從類、欲察

病源誰得知、脉洪大急来歸內、此是傷

寒病因熱、洪大却慢傷脾氣、遅細脾虛、

因取極、脉小急来腎（腎）虛、致疾在小腸、憑

藥力到此、医人須用意診脉、若来三两

通、吠為死候候命須終、吸人指面如弓急、

慢脾死候命将畢、

翰林侍詔楊大鄰中指脉看死候法、

中指中間為動脉、医家莫便懷疑惻、吠

時風滿四肢頭、万卷千書医不得、

別一本五指歌曰

五指指節冷、　驚来不可安、

忽然中指熱、　決定是傷寒、

中指獨自冷、　疹豆（痘陳本）有多般、

女右男逢左、　八片節中看、

莊氏集脉法歌

小兒脉数多風熱、沉伏元因乳食結、弦長必動肝腸、風弦数驚蛔四肢掣、洪浮胷中似火燒、若兼腸痛好添愁、息数和平八九至、此箇分明不用憂、

幼幼新書卷第二

幼幼新書

三

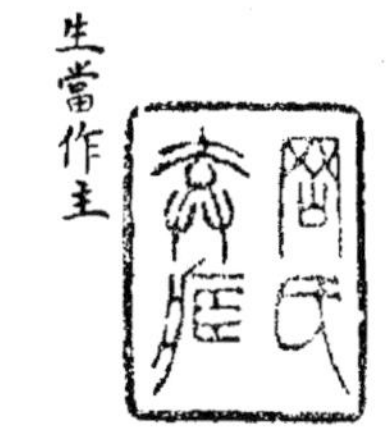

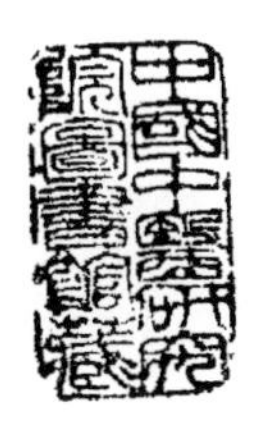

生當作主

幼幼新書卷第三　病源形色　凡一十門

五藏所生病第一

五藏病相生剋第二

五藏病四時所不宜第三

胎中滋養第四

胎中受病第五

稟賦之殊第六

得病之源第七

病證形候第八

察形色治病第九

治病要法第十

五藏所主病第一

五藏所主

錢乙論

心主驚實則叫哭發熱飲水而搐虛則臥而悸動不安

肝主風實則目直大叫呵欠項急頓悶虛則前牙多欠氣熱則外生氣溫則內生

脾主困實則困睡身熱飲水虛則吐瀉生風

肺主喘實則悶亂喘促有飲水者有不飲水者虛則哽氣長氣出

腎主虛、無實也、惟瘡疹腎實則變黑陷、更當別虛實証、假如肺病、又見肝証、前牙多呵欠者易治、肝虛不能勝肺故也、若目直大叫哭、項急頓悶者、難治、蓋肺久病則虛冷、肝強實而反勝肺也、視病之新久虛實、虛則補其母、實則瀉其子、

錢乙論五藏病

肝病哭叫目直呵欠、頓悶項急、

心病多叫哭驚悸、手足動搖、發熱飲水、

脾病困睡泄瀉、不思飲食、

肺病悶乱、哽氣長出氣、氣短急喘、

腎病無精光畏明、体骨重、

錢乙論肝病勝肺

肝病秋見、一作日晡、肝強勝肺、々怯不能勝肝、當補脾肺、治肝益脾者、母能令子實故也、補脾益黄散、治肝瀉青圓主之、益黄散方、見胃氣不和門中、瀉青丸方、見驚熱門中、

錢乙論肺病勝肝

肺病春見、一作早晨肺勝肝、當補腎肝治肺藏肝怯者受病也、補肝腎黄地丸、治肺瀉白散主

之、地黃丸方、見虛寒門中、瀉白散方、見喘咳上氣門中、

錢乙論五藏相勝輕重

肝藏病見秋、木旺、肝強勝肺也、宜補肺瀉肝、輕者肝病退、重者唇白而死、

肺藏病見春、金旺、肺勝肝、當瀉肺、輕者肺病退、重者目淡青、必發驚、更有赤者當搐、為肝怯、當目淡青色也、

心藏病見冬、火旺、心強勝腎、當補腎治心、輕者病退、重者下竄不語、腎怯虛也、

腎藏病見夏、水勝火、腎勝心也、當治腎、輕者

病退、重者悖動當搐也、

脾藏病見四旁皆傲此治之、順者易治、逆者難治、脾怯當面目赤黄、五藏相及、随証治之、

患眼觀證論五藏之氣各有所主

心主於脈、其性動而榮於面、悪於熱、困[因]熱所傷則脈濁、

肺主於皮、其性堅而榮於毛、悪於寒、困[因]寒所傷、則皮澀毛立、

脾主於肉、其性孠而榮於骨、悪於濕、困[因]湿所傷、則唇枯肉惶、

肝主於筋、其性曲直而於榮爪、惡於風、凡驚風搐搦、本因風氣激肝、至令筋動發搐、而指爪青黑、此爪者筋之餘氣、

腎主於骨、其性流潤而榮於髮、惡於燥、凡府勞以瀉、下虛上盛、夢中咬齒、頭髮焦枯、此齒者骨之餘氣、而髮亦腦之髓海、

患眼觀證論五藏受病

心之受病、既見於面黃瞼赤、而又胃膈煩燥、口鼻乾麄、又患赤瘡、或瀉、驚膿、與夫喘息声麄見水驚怕、

肝之受病、既見於搖頭揉眼、而又遍身瘙痒、毛焦髮立、覆地而臥、及眼生斑瘡、或腹中氣癖、與夫夜啼多汗、

肺之受病、既見於臉白喘粗氣急、而又增寒壯熱、大腸冷滑、及鼻下常爛、咯唾膿血、與夫欬喘虛脹、

脾之受病、既見於腹上多筋、吃食難化、好吃泥土、糞中虫出、及瀉痢頻併、多睡、與夫拈眉咬甲、

腎之受病、既見於牙齦患瘡、而又胸脇焦渴、

小便濁水、及下部開張、夜中狂叫、與夫弩噤多黑、

五藏病相生刑尅第二

漢東王先生家宝論五藏相生刑尅

肝屬東方木、木生火、金能尅之、旺在春三箇月、能尅於土、見秋而衰、以脾為婦、木為陽、脾為陰也、

心屬南方火、火生土、水能尅之、旺在夏三箇月、能尅於金、見冬而衰、

脾屬中宮土、土生金、木能尅之、旺在四季月

癊陳本作蔭按是癊訛

四立前後各十八日、能尅於水、三月六月九
月十二月亦是旺也、
肺属西方金、金生水、火能尅之、旺在秋三箇
月、見春而衰、能尅於木、
腎属北方水、水生木、土能尅之、旺在冬三箇
月、見夏而衰、能尅於火、
所言肝属木、肺属金、肝却見水沉、肺却見水
浮者何也、肝者謂水所生、又行其陰道、被水
土所癊、故見水而沉、及至煮熟、還其本性、却
又浮也、其肺属金、所謂心之相近、又行其陽

道所以被火抽見水灌虛浮及至煮熟復還本性而却沉矣

五藏病四時所不宜第三

荆先生論小兒心藏不宜夏

久瀉變為痢　瀉血即難當
形瘦不行坐　心絶生口瘡
若逢如此病　端是應南方
若向其中得　何須更忖量

小兒肝藏不宜春

眼愛頻々澁　渾身似醉人

時々貪睡臥、心煩每好嗔、
唇白眼肥腫、狂言不欲聞、
東方應唇候、此病不宜春、

小兒脾藏不宜四季

面發常黃好、不可見相傳、
体差增寒熱、行難少食餐、
此病忌四季、腳面腫相連、
朝來臉腫了、不久在人間、

小兒肺藏不宜秋

行後氣常急、腹滿似懷身

項直時々喘、乳食口不侵、
積聚成虚氣、驚多癖結成、
秋間逢此候、一命定難生、

小兒背藏不宜冬

瘀汗時々有、尿多夜夜驚、
遍身生粟疥、手足冷如氷、
口内虫常出、面黑絶精神、
應此北方候、冬渴損其身、

胎中滋養第四

聖濟經原化篇和調滋育章曰、食氣於毋、所

以養其形、食味於母、所以養其精、形精滋育、氣味為本、豈無時數之宜哉、原四時之化始於木也、十二經之養始於肝也、肝之經足厥陰之脉也、自厥陰次之至於太陽、自一月積之至於十月、五行相生之氣、天地相合之數、舉在於是、然手少陰太陽之經、無所事養者、以君主之官無為而已、是皆母之貞氣、子之所賴以養形者也、若夫脈膏之始、食必甘美、欲扶其柔脆、味必足辛、懼散其凝聚、既胎之後、食秔稻魚鴈於四月、以通水精之成血、食

晴陳本作精宜從

稻麥牛羊於五月，以助火晴之成氣，食猛鷙於六月，以強金精之成筋，食秔稻於七月，以堅木精之成骨，八月九月，受土石之積（精）以成膚革皮毛，則形已備矣，飲醴食甘，輔其中和而已，是皆天地動植之產，子之所賴以養精者也，氣味之養和理鍾萃深根固蒂，其道出焉，雖或氣有不調，藥石以攻，而子不受獘若養之有素故也。或若以妊娠毋治，有傷胎破血之論，夫豈知邪氣暴戾，正氣衰微，茍執方無權，縱而勿藥，則母將羸弱，子安能保，上古聖人謂重身毒之、有故无殞、衰其大半而止、蓋藥之性味、本以療疾、誠能處以中庸、以疾適當、且知半而止之、亦何疑於攻治哉、又況胞胎所繫、本於生氣之原、而食飲與藥、入於口而聚於胃、胃分氣味、散於五藏、苟非太毒駃剤、豈能遽達於胞胎耶、以謂毋治則過之矣、

胎中受病第五

聖濟經源化篇氣質生成章曰、具天地之性、集万物之灵、陰陽平均、氣形圓備、咸其自尒、

然而奇耦異數、有衍有耗、剛柔異用、或強或羸、血榮氣衛、不能逃乎消息盈虛之理、則稟賦之初、詎可一槩論、是以附贅垂疣、駢拇枝指、侏儒跛躄、形氣所賦、有如此者、瘡瘍癰腫、聾盲瘖啞、瘦瘠疲瘵、氣形之病、有如此者、然則脉胎造化之始、精移氣變之後、保衛輔翼、固有道矣、天有五氣、各有所湊、地有五味、各有所入、所湊有節適、所入有度量、凡所畏忌、悉知戒慎、資物為養者、理宜然也、寢興以時、出處以節、可以高明、可以周密、使霧露風邪

尖陳本作犬

不得投間而入、因時為養若、理宜然也、以至調喜怒寡嗜慾、作勞不妄、而氣血從之、皆所以保攝姙娠、使諸邪不得干焉、苟為不然、方投隙之時、一失調養、則內不足以為中之守、外不足以為身之強、氣形弗充、而疾疢[疢]因之、若食兎唇缺、食尖無声、食雜魚而瘡癬之屬、皆以食物不戒之過也、心氣大驚而癲疾、腎氣不足而解顱、脾胃不和而羸瘦、心氣虛之而神不定之屬、皆以氣血不調之過也、誠能於食飲知所戒、推而達之、五味無所傷、誠能於氣血，知所調攝而達之，邪氣無所乘，茲乃生育相待而成者也，故曰天不人不因。

仙人水鑑 小兒在母胎中一十二候

一者，母極多是胎勞，陰氣衰弱，宜服此飲子，

遠志 人參 甘草炙

防風 鱉甲

右各五分為末煎，飲子服，

睡驚加少棋，心藏逐驚也，須添防葵子，

旦之客熱中，有暈帶血風，其疾立能攻，

二若、女多驚、是胎癲風、宜服此方、
鉄粉最宜良、牛乳和相當、
金箔二兩片、入口病难傷、
三若、女多好鬧静處、不樂人鬧、此是血宮劳悶子不安也、速須救療、免生不被風癇所臨方、
水精并鐵精、甘草少難任、
犀角研百遍、作飲免疾生、
但着如後急、加之白茯苓、
參門冬六分、四意更調停、

器疑精

胋陳本作胎

右研犀角水，同五味藥，煎作飲子服之。五藏立安。水精 鐵器 甘草 茯苓 麦門冬、

四者，母食了即飢，此胎中子已脾胃氣盛，母即胎熱，宜服桑白皮飲子。

人参更須入龍甲，大腹空皮最養神。
梨葉入之三兩片，作飲須添竹葉真。

五者，母有胋，入月後見大夫即怒，偏愛閙靜處，是胎氣陰盛，陽氣衰弱，生下是女即安，是児即死，須宜治之方。

松葉及柏枝，香墨自淪之。

三般充散吃、不計女兒兒

右松葉柏枝香墨、並搗為末、

六、若臨產腹痛欲死即生、宜速治之方、

凡人多受使飛往、飛、往、出、如醬髮頭上有角、

吃盡飛往兒不生　欲免死時牛耳賽

拭取將來自能生

右飛往毛燒灰、冷水調一字、

七、子於胎中未生、又未足月、聞之作声、兒及鳴言語若、凡人聞之皆是驚疑、無門可治、此是胎鳴、急須服此神方、

胎、鳴、及、作声、　人、間、莫、不、驚、

古鼠穴中土、　含之立不鳴、

右取如弾子大一塊土含之、立不鳴、

八、子在母胎中未産、母若患胎漏、切須宜服

此方

烏牛角　牛糞

右並為灰、牛乳調一字入口、即便取定也、

九、子在胎中有風、生下便死、蓋緣内風與外

風相撃、遂孩兒死、此事最若、何以驗之、子細

看之、母未産時、手指甲青、及下至産門如孩

搐痛、此是候也、宜速治之、免丧生命矣、

專意須取入月荷、　乳煎白嘧每相和、

剪取母髮三七數、　燒灰入口去残痾、

又法

八月池中蓮子枝、　燒灰入盞乳調稀、

入口似神枯却痛、　免生虛死女兼兒、

十、子在母胎中死未分、憂母性命、庸医不驗虛丧生性、誅候晚、莫知所療、是以説之、後人細驗用之矣、

雀毛三七枚、燒灰　牛乳煮粥糜、

古銭煮一箇、入口救孩兒、

又方、冷宜用此方、

狗毛七握枚　萵苣心七枝

冷水和搗汁、母吃救孩兒、

十一、子在胎中、母胎痛、子若熱則母手指甲青黄、芥渴、子若患冷、令母心煩痛嘔逆、細看病狀即知母病可療之、煎療子疾方、

藥味訛缺

十二、子在胎中、句日分免不下、此為擊着外風生下多疾、宜急治之、服此神效、走馬散子、

九夏結冰寒水石、灯草七枚力相宜、
赤龍將用三條尺、（赤馬毛也、）
充蔵寒漿更莫疑、
右以上、孩子十二候、疾狀具述、神方無不應驗矣、

陳本蜘蛛

仙人水鑑子倒生宜服此方
滑石一分將為散、
宜蛛二分倒懸垂、（蛛蜘一箇燒灰、）
童子小便調與服、
須臾順產效難同、（切忌丈夫採藥、）

楊氏產乳方、妊娠不得食雞子乾鯉魚、合食則令兒患瘡、妊娠不得將雞肉與糯米合食、令兒多寸白、

小兒形證論產母忌食五物

食蒜無筋、主生下渾身軟、或衝上損眼目、

食鱉無鱗、主生下兒項短、及患蝦背龜胷、

食獐無胆、主多驚風涎、獨腎疝氣、

食兔無脾、主缺唇、或生六指、患脾疾氣、

食野鴨無髓、主患雀目鶴膝風得患、

小兒形證論胎內十二患、小兒受胎在腹、十

月降生、毋為食前五物受病及忌八殺、日行房、八節日是也、更忌天地交震日行房、每年七月十六日夜是也、如不慎、即胎内有十二般患、如右、

盲　聾　瘖瘂
膝軟　鈎背　懈斷
龜背　缺唇　巴指
皁鼈　舌短　拳攣

五關貫真珠囊小兒五般少病候

舌長、知心氣盛、

杜陳本作社

眼中瞳人光輝、肝氣盛、

肌膚肥潤、肺氣盛、

唇紅、脾氣盛、

耳大而豐、腎氣盛、

五關貫真珠囊小兒胎中帶下不治若疾候、

透鼻鉄唇、因犯漏胎所致也、

杜公兒、因帶月信受胎也、

頭縫解顱、胎氣不足故也、

骨軟酸疼、父母酒醉交合受胎也、

手足短小、側臥受胎、

無鼻缺耳、亦側卧受胎、
胎中聾啞、犯天聾地啞日受胎、
眼盲、入月多食蒜、
天閹石女、父母大小便俱急受胎、
無糞門、多食毒物受胎、
胎中無髮、產前多病、服金石藥毒也、
鰓腔、胎氣不足、
齆鼻者、脈通於鼻、受風邪、其氣不和、津液停結也、
胎中体赤、妊娠時、其母取熱過度、熱氣入胎

生、故赤猶在、雖能消赤（亦）傷兒、輕若三日得消、

胎中伏黄、父母飽中受胎、生下身黄、

禀賦之殊第六

聖濟經原化篇凝形殊禀章曰、天地者形之大也、陰陽者氣之大也、惟形與氣相資而立、未始偏廢、男女合精、萬物化生、天地陰陽之形氣寓焉、語七八之數、七少陽也、八少陰也、相感而流通、故女子二七天癸至、男子二八天癸至、則以陰陽交合而兆始、語九十之數、九老陽也、十老陰也、相包而賦形、故陰陽窮於

十、男能圜之、陽窮於九、女能方之、則以陈阦相生而成終故也、元氣孕育、皆始於子、自子推之、男左旋積歲三十而至巳、女右旋積歲二十而至巳、巳為阦、正陰實從之、自巳懷壬、男左旋十月兒生於寅、女右旋十月而生於申、申為三陰、寅為三陽、而生育之時著矣、其稟賦也、体有剛柔、脉有強弱、氣有多寡、血有盛衰、皆一定而不易也、以至分野異域、則所產有多寡之宜、吉事有祥、則所夢各應其類、是故荊楊薄壤多女、雍冀厚壤多男、熊羆為男子之祥，虺蛇為女子之祥，是皆理之可推也。胎化之法，有所謂轉女為男者，亦皆理之自然，如食壯鷄，取陽精之全於天產者；帶雄黃，取陽精之全於地產者；操弓矢，藉斧斤，取剛物之見於人事者。氣類潛通，造化密移，必於三月兆形之先。蓋方儀則未具，陽可以勝陰，變女為男，理固然也。

楊大鄴童子訣秘：小兒十月養胎，觸忌尅罰。第一月姙娠胎月本於肝藏，主養䰟魄，故此月宜多吃酸物以助目也。自然一藏弥盛也。

物味辛辣、緣肺納辛主於金尅木、忌傷於肝、第二箇月亦然、何也、緣少陽脉養膽也、肝合故也、第三箇月肺藏主養心之脉主神、此月宜加辛酸之物食燋苦也、緣肺主於金、其藏納辛以助於金氣也、食之若物緣心納苦主火、火尅金故也、第四箇月心藏主於養腎、此月宜加增於燋以助火也、緣心主於火、其藏納燋苦、勿食酸、緣腎藏納醎主於水故也、第五箇月、腎藏主養於脾、此月宜增於醎、少吃甘甜之物、緣脾主於土、土緣尅於水故也、第六箇月、脾藏主養氣、此月加於甜物以助土、土緣主於脾故也、第七箇月、筋骨養形而能動轉、少吃鹹物、惟五味相滋、甜淡得所、爲此月胎已通九竅、上下相應也、第八箇月、形神俱足成味俱宜減省、勿食熱毒及鷄兔狗豬牛馬鳥雀等物肉、並是傷胎之物、亦作亦瘡、切宜戒之、但只聽經近善、居處静室、所生兒女、壽永多貴、切忌嗔怒、頻須動作、然用力行住坐臥不得久也、須要慎之、第九箇月、慎忌吃諸炙煿鯉魚鯽蠱之物、及壅毒肥滑黏膩

蠱陳本作蟲

之物、直至月初忌之、恐傷孩兒頭腦[脑]、乃生下
多生惡瘡瘙疥、十一箇月、嬰兒已生血脈、
上下循環、化為乳汁、遍信之道、但依月次調
護、自然男女無諸赳罰、筋骨圓滿、聰惠壽長、
為人易養、無夭亡矣、
漢東王先生家室小兒受六氣說云、大凡小
兒受其六氣、六氣者、筋骨血肉精氣也、
筋實則力多、
骨實則早行立、
血實則形瘦多髮、

禾陳本作未

肉實則少病，其母乳多汁則麗紫色，

精實則灵利多語咲，不怕寒暑，

氣實則少，髮而体肥，

得病之源第七

聖濟經慈幼篇稽原疾證章曰，嬰孩氣專志一，終日號而嗌不嗄，和之至也，然五藏禾定，雖微喜怒嗜慾之傷，風雨寒暑飲食居處，易以生患，故外邪襲虛，入為諸風，肥甘之過，積為府黃，襁褓不慎，則膚腠受邪而寒熱，出處不時則精神不守而客忤，蘊熱而斑毒，積冷而夜啼、皆陈队之寇、甚於劉壯也、况根于中者、與生俱生、如母驚傷胎、生而癲疾、胃氣不成、生而解顱、風熱傷胎、生而口噤、風冷傷胎、生而軀啼、納汗之為血癖也、胎弱之為諸癇也、率由孕育之初、殆非一朝一夕之故、是人善保赤子、治法尤詳、吐下灸刺熨浴粉摩迭應而機隨、若病在胃中、穢汁既吞、必吐而愈、病在腸中、乳哺不進、必下而愈、重齶重齗、治以微針、暴癇身直、治以灸焫、熨風池以泄微邪、浴皮膚以散寒熱、摩顖以通鼻塞、粉汗以谷腠理、至若重舌之膜、斷之以爪、邪厲之氣、積以祝由、蓋稱弱感疾、易於滋蔓、惟惻怛之心、着要在防微杜漸、故無所不用其至也、彼枸於無治、或欲如田舍兒任其自然、未免爲失病之機、過於救治、或欲不問春夏、蕩以駃劑、未免有湯液之傷、是皆一偏之蔽、非知治之大体也、

顱顖經、初生小兒鵝口撮噤、並是出胎客風着顱腑致有可以小灸三壯及烙愈、

初生小兒至夜啼者、是有瘀血腹痛、夜乘陰

而痛則啼、

初生小兒一月內、乳痢如膠、是母寒氣傷胃所致也、

初生小兒一月內、乳痢如血、是母曾有滯熱所作也。

初生小兒一月內、兩眼赤若、是在胎之時、母喫炙煿熱麵壅滯、氣入胎中、熏兒腦所致也。

小兒溫熱皆同從氣實而摶胃氣、然若下之平氣即愈、氣虛則生驚而變癇、

小兒驚癇、一從虛邪客熱相摶而生、其候當

用補養安和即愈、加以性冷及太過即死、

小兒噦逆吐皆胃虗氣逆客於藏氣而作、當和胃養氣止、如下冷即極、

虗乱顱顖經作霍乱陳本同空從

小兒虗亂吐逆、皆胃氣與陰陽氣上下交爭而作、當用分和補藥調養即愈、餘皆死、

小兒客忤無辜、皆因客入所觸、及暴露星月、小兒嫩弱、所以此候多惡、

唐孫真人玉関訣云、夫小兒之病、先辯形証歌曰、

摇頭揉目、　肝熱生風、

消渴口瘡、心家受熱、
面黃浮腫、積氣所攻、
鶴膝解顱、因風脯熱、
行遲語澁、胳積氣傷、
項硬肝風、氣傷木舌、
醫經要畧、病源辯別、
審而用之、細詳使藥、

杜光庭指迷賦

陰昇陽加、四序無差、萬物稟天地一氣、男女從精血而兩卵、三旬而陰氣純厚、予稱襁褓

目陳本作自

拏陳本作挐

两月而陽氣方生，號曰嬰兒，百日之內，名曰奶腥，至半晬而為誇乳童，周朞而陰陽各半，孩兒千日而真氣方備，五六歲小兒之譽定，十歲外童子之名華，若論變蒸之候，法主數家，魂自變而目明，魄自變而氣加，百日神化而喜笑，胎中有滯而顯邪，蒸變而氣血目劣，不變兮，真本無遮乳痢兮，五日乃有撮口兮，十日以還胎驚兮，未及變蒸內瘸兮，百日如拏，胎疸因母氣之傳熱，黃病由脾胃之熱瘕，熱極則咬人齧齒，風盛則面色如花，內熱則

脉陳本作詠

渾身似火、腹痛則悪哭嗞唓、於是乎察其形色、辨於邪正、面黃赤而大怕体凉、吐與泄而最嫌熱盛、驚癎兮身体宜温、傷寒兮脉洪、邪逆腹脹、唯憂足冷脉沉、欬嗽本喜浮滑、為病消渴須、身熱脉洪、夜啼為逆、霍乱而脉大体温心疼憂命相順則施功、用藥相反則與言危病、面黃色赤唇青而吐逆堪論目赤唇紅内熱而發潮當脉唇角微赤而臉黲防驚搐黃足冷而驚熱為証搖頭揉目兮脈熱多睒上竄喘麁兮風極涎諍咳嗽與鼻塞相連、斑

少陳本作小

瘡與傷寒同類明之則愚化為賢悟之則超凡出聖是故小兒之候難以叅詳寒多則皮膚燥澀熱盛則面赤頰黄熱氣盛則驚癇須發手足冷則氣厥宜防熱連夜而陰少寒兼晝而陽傷積熱則壯熱不歇伏寒則乍温乍凉傷寒熱兮鼻冷耳熱而喘麄麻痘熱兮兩耳角冷而是常唇黄微青而多[illegible]乳食欲吐而睥殃睛急目青而色黯驚候涎生而胃亡但能消息而依此何慮遠近而不揚是知急驚因内熱而所蘊慢脾因中氣之虚荒肝伏

医陳本作醫宜從

熱而雀目纖魚風而瞼瘡青盲肝冷医膜胆

强盜汗因内虛而所起、亦虛勞而骨傷魚驚

伏於内、痞及冷熱而兩詳阜皈連綿心盛鼻

瘍狗（拘）攣而筋脉皆冷、口噤而風擊胃强客忤

與物忤、無異卒中、而中惡同章、欲識丁奚腹

大氣聚成積、病在臍而異治、積居陰而難詳、

始因乳哺不消、三焦雖整、漸次結聚成塊、一

身消歷胃寒而珍饌不餐、脾熱而逢麗也喫、

疳瘦由中熱而胃傷、腹脹是脾衰而氣塞、吐

本胃虛、瀉由寒癖生、戀甜肥而乃生疳虫、瘡

起脾元而毒之所達、心脾熱而口內生瘡、二藏極而重舌相擊、明之則萬舉萬全、用之則功名不溺、是故邪生則病至積聚則痞居皮膚澁而頸髮作穗、面色赤而渴飲难除、肺氣熱而鼻瘡不止、大腸冷而糞如下泔、心痞則五心煩熱、肾痞則面膛骨疎、且藏氣之失、固使真氣之不疎、三焦不調、而形饒丹膛、荣衛不洽而頻出癰疽、都緣皮肉之沮滯、又詳血氣之無餘積、成因乳食太早、痞瘦由餐甜不除、於是藏氣不宣、乃生諸患、瀉有八種、驚生

共陳本作與

辨陳本作辦

急慢冒、逆腸寒而吐瀉、並共脾肺俱虛、而瀉痢絲間、表裏冷而水沫俱奔、脾胃寒而瀉物成辨、脾熱胃寒而瀉水黃、脾虛心熱而如湯之狀、小腸傳熱而便血、大腸冷極而膿綻、似瀉不瀉是脾冷、心熱所蒸、飲水不休、蓋氣盛金火相諍、認類覩則逆順方明、病數見而智性方慣、是知膀胱受熱尿血而必患五淋、膀胱與小腸積冷偏墜而氣厥漸渫、傷風因當風解脫、鼻塞由毋氣觸侵、瘧疾是暑氣之不出、脫肛乃腸冷之瀉頻、衣安月下拈無辜

紋陳本作紋

以為殃膧子未成見布物而觸忤風摶血氣上攻而結成瘰癧熱壅藏極內衝而毋腫難禁傷飽則胃軟脚弱失乳則項細少音解顱蓋骨氣之不足鶴膝由肌肉之不任既曉病源須識浮沉驚熱兮下之當愈瀉痢兮調胃宜深風鹹兮解之即退傷冷兮和胃溫脾論脈兮尺寸未定別病兮虎口紋臨次指而分於三等青紅而在於兩尋窮之則病無不辨用之則法無不深要在女尋右手男着左指氣在下紋風居中裏過風関名曰命関此亦以氣

風命為次定其色青之與紫先論管氣之枝初節為始若見紅紫微々脾氣常滯外有枝青者風已入脾或見紫枝者邪氣難止枝頭分開者黑色相連氣虛為病者風氣將起但觀於初節之間詳吉凶而定其病矣是知中主於風亦須詳視青紋紫枝者慢驚當再紫紋青枝者似乎不出虛驚氣散涎盛難治若見青枝衝命風盛而搐掣須當或見枝赤紋紅定知是風來侵氣紋紫枝青宜防慢驚及已忽斑紋青枝紫過命關而驚候須來枝分兩頭

如線細而涎潮當死，紅紋微散而可医，黯黑忽見而將毀，紅如米而肺熱喘泄胃而未已，兩米青紫而入於命關，病候難在而去，如流水紅紫延甲而命，但内纏指面而無死，若能在急而精通，假使珠珍而未比。

珠珍陳本倒置 未疑末訛

源下陳本補歌字

茅先生小兒受病根源

小兒五藏受諸病，聽說根源子細明。眼赤肝家壅毒熱，怕明肝與心受驚。肝脾積聚成雀目，嗌氣脾家積虛膨。積熱在脾多虚瞪，牙疳妳食毒相生。吐虫大腸

有餘熱、脾疳吃土有風生、毒食脾家俱

積熱、或是瘡積又還榮、大傷積食脾熱

瀉、耳聾腎積熱毒係、重舌口瘡心極熱、

妳癖脾積熱氣行、脾中有積腹高凸、心

虚見水忽然驚、肺中壅熱鼻多塞、木舌

心腸積共停、顖門腫起腎之死、大腸積

熱有瘡生、藏中有熱常合口、有積心脹

眼斑成、五心潮熱疳勞盛、疳之餘熱障

虚鳴、脾虚毒盛妳石不化、咬妳風兼入骨

驚、龜背肺中有積熱、龜胸客風傷背平、

聤耳元是腎中得、毒因傷肺候分明、遍身虚腫積不盡、走馬疳因腎得名、天瘹騎風因此得、喉中痰上惡風驚、小便不利緣何事、積氣不散辨其形、要識驚癲癇痴若、肝之候與及脾驚、或喜或悲人莫測、邪氣入脾速療輕、肚脹口瘡疳會氣、逆肖涎陽熱交横、夜多盜汗如湯潑、心熱不和人不明、多哭是驚餘熱在、不然心熱亂心驚、瀉之日久驚食得、冷熱相并特為生、略述因由容易見、免文性

命入泉扃、

五關貫真珠囊 小兒受病候

多煩則面青、

涎盛則目轉、

實極則吐涎、

虛極則霍亂、

傷乳則面黃、

心熱則舌腫生瘡、

撮口則屬氣、嚙齒兼風、

声嘶而哭傷於肺、

燕陳本作嚥空從

虛驚面青合地臥傷於脾、

摸手則藏腑俱虛、

五關貫真珠囊小兒三結候

上結者、多因熱及傷寒、麻豆疹子安後方結病多腮腫喉塞、燕物不下、

中結者、多因吐瀉不止、被冷氣結於脾藏、令上不能下食、漸次氣悶、便變成慢驚風、

下結者、多因医人錯認病源、亂下轉藥、後不曾調氣、令大腸受風虛便結不通、肚中虛鳴、纔下轉藥瀉住又秘結、

五關貫貞珠囊論、凡一臘已後百日已前、怕有兩般病起、

一者天瘹、天能蓋人、地能載人、天為父、地為母、蓋以天瘹驚風自天而得之、

二者內瘹、內瘹者、蓋因咽於乳母敗血、乳以腹中得冷、見發攻觸心胸、其狀初發使不食乳、口閉不利、足手攣搐、悉其疼痛、謂之內瘹也、

患眼觀証論雜病形證源

驚風了後、又癲又癡、由驚氣入心未退、

陰囊以下陳本別揭

頭面以下疑是別條

患龜背、主因傷寒客風傷於背、

開口不開、主大腸積熱氣盛、

或驚或喜或悲、驚氣入脾、

怕明愛暗、主心與肝家熱、

患痢焦渴、主大腸乾燥、

痢病渾下膏血、生大腸虛氣、

吐血衄血、主傷寒後氣血壅滯、不循故道、陰囊腫大、爲腎氣傷冷、流入於中、下患疝氣、頭面患瘡、陽氣聚在頭面、乘熱而生、

遍身壯熱、口鼻乾燥、頭髮作穗者、主熱氣衝

生下以下疑別條

肚乾疑別條

四肢、

鼻下赤爛生瘡、時欬嗽、主肺藏疳衝於腦、遍身生瘡、頭眼赤、小便澁滯、主心肺熱極、生下多患聹耳、主腦內熱風氣毒氣入背、肚乾氣痛、主生冷衝胃、或便硬物傷脾、小腸急痛、小便黃澁淋瀝、一日兩日、時々有汗、或一日兩日、非時壯熱乃生骨蒸、

莊氏家傳小兒病源、夫人稟天地之精、變化為形、父之精為魂、母之血為魄、積父母之精

血、以成其胎、懷胎一月如白露、二月似桃花、

三月男女分、四月形象足、五月能動手足、至

九月而三轉身、十月而形滿足、子母分解、於

中有延月者少病、月不足者病多、生後六十

日瞳人就而能識母、二百一十日筋骨成而

能坐、三百日掌骨成而能匍匐、骨不開臟腑

寬、毛髮長、齒牙生、或吐或瀉、或熱或驚、作時

發歇、豈止孩子變蒸形狀、却呼鬼祟、或即久

燒、致心臟躁、變作驚風、或作驚癇搐搦、凡

人呼作風、或變妳癇、瀉痢清水、妳食不消、上熱

下冷、喘息不調、四肢厥冷、虛汗遍身、若不細觀證候、病變多端、不遇妙医、枉死多矣、孩子未滿七歲、有一十五種無辜之疾、後有五府八痢、二十四候、須明形證、不辨根源、藥應無效。所謂無辜若腑風、撮口、口噤、重口、木舌、雀舌、乳頰、嬭癇、嬭霍亂、胃厥、腸痼、猢猻噤、驚風、天瘹、赤瘤、共十五種、所諸謂五府若心藏驚府、肝藏風府、肺藏氣府、脾藏食府、胃藏急府、

陳本重口作重舌

心藏歌

渾身皆壯熱、

肢體不能任、

怕冷增重覆，
吹乾常鼻燥，
只因驚撲得。

肝藏歌

搖頭揉口鼻，
背痛常生滯，
青黃容皃醜，
髮立毛焦悴。

肺藏歌

欬嗽多啼哭，

腮紅面似金，
漸次病根深，
此病本從心。

白膜翳睛瞞，
雙眸閉為（不）現，
疾（疹）癬體消斑，
元因得自肝。

瘡生口鼻傍。

饒声惟嚙齒，消痢瘦尪尪。
肢体無筋力，形容不似常。
唾膿并吐血，此是肺家傷。

脾藏歌

乳食難消化，惟便在土沱[泥]。
腹高青脈現，髮薄頂毛稀。
喘息多飲嗽，無歡只愛啼。
痢多酸息[臭]甚，此病本從脾。

腎藏歌

瀉痢多頻併，尋常只是驚。

糞中吻米出、皮上粟紋生、
身体烘如火、倏凉却似氷、
急疳何以療、本自胃家生、

病證形候第八

顱顖經、小兒一眼青揉痒、是肝疳、二孩子齒焦、是骨疳、三肉色白、鼻中乾、是肺疳、四皮乾肉裂、是筋疳、五髮焦黄是血疳、六舌上生瘡是心疳、七孩子愛吃泡泥土是脾疳、孩子肌骨

曰顱顖經作白陳本同空從

肥實、皮膚曰、無故煩渴、此自小嬭猛衝損肺、依後方内、用廿中人參合飲子、若氣急其

胃脹起、鼻連眼下臉青色、呻吟之声者、此必死矣之兆、不得與藥、

孩子痢如泔靛者難效、痢如鵝鴨血者、脾已爛損、不宜與藥、

孩子凡有諸色疾、若但眼臉下垂牽、必定死矣、

孩子瘡者皆難救、或發無時、即口噤咬呀作声、此必死矣、呼為漲癖疳瘡、亦名為鏁腸痢、

孩子渴吃乳食、夜啼作声、此即是腹肚痛、

孩子無故搖頭、此是腦頂風、

腦顱顖經作腥空從

孩兒吃乳食皆出，此是脾冷。

孩子無故肚大項細，四肢消瘦，筋脉骨節起，自是小来少乳，嚼食與吃，早成骨熱疳勞，先宜與保童丸吃，續與柴胡鱉甲飲子。保童丸方見一切疳門中，柴胡飲子方見行遲門中。

孩子頭面背膊肌厚，臂腦細瘦，行走遲着，是小時抱損。

孩子鼻流清涕，或鼻下赤痒，此是腦中鼻中疳極，宜用後方青黛散吹鼻，並傅下赤爛處。方見疳疾吹鼻門中。

肥顱顖經作脆宜從

已前並訴候孩子疾狀、孩子氣脉未調、藏腑肥薄、腠理開踈、看脉以時、依方用藥、

華陀九候論屬陰慢疾四般候

慢脾風　慢驚風　脾困　虛積

論此四般疾候、其体一般、皆瘦弱無情緒、眼閉慢、脉氣微沉細、孩兒病候、審之為妙、切須子細無令差、

慢脾風候、吐瀉虛損脾胃、而或其候面色青、唇色黃、口角有沫、多睡不醒、或時手脚似搐、四肢冷、脉氣沉溺、訣曰、

溺疑弱

不諸字有誤

慢脾之候脈微々昏々即睥難辨之或若搖頭吊口噤萬中無一可能医

慢驚風候驚痰灌心而成其候昏紅目直手微動如搐体微熱吓不諸脈氣微沉細欲曰

慢驚風候要唇紅子細推求速有功顯瞳必知無妙藥灵丹與服也成空

脾困候吐瀉日久而成其候孩兒多睡眼不開饒搐動身体温和四肢冷脈氣微沉細欲曰

脾困元因搐瀉虛速々只睡不開舒謹

陳本困作因

若飼之雖吃乳、乞生口内死非殊、

虚積候、久積頻取不盡而成、一云、困虛而傷積聚藏腑而成、其候肚熱瀉白色、多呀水、妳食不化、四肢冷、脉氣微沉、又云、腹内熱、身体溫和、歌曰、

虛積之患事如何、飲水頻々不厭多、若是腑凹并脉（眼）瞳、肝灵若有不醫佗、

又歌曰、

或瀉或痢又時々、穀道開張不肯肥、見他飲水多頻併、恩若猶將府渴醫、

華陀九候論屬陽急疾四般候、

急驚風　傷寒　天病　斑疹

論此四般疾候，其体一般，或毒或涎生此患，須急醫，無令慢易，所傷逡巡，死活頃刻、專心用藥，當其積[精]微。

急驚風候，驚涎流灌肝心二臟而成，其候吊上眼，手足拳搐，喉内涎響，渾身掣擲，体熱脉洪大，欲曰。

急驚之候，本因涎積熱肝心兩所傳，眼赤唇青，双手搐，下涎風去，是精事。

傷寒候，冷風傷於腠戶而成，其候胃氣弱，内

聚冷風、其形候面黄頰赤、鼻流清涕、多啼壯熱、其脉洪大、不可頻與藥表、歌曰、

傷寒恙最苦、　尤須細審詳、
若言頻汗表、　七日見乖張
但將涼藥解、　解晚必生黄、
滿口瘡難救、　都緣純是陽、

天瘹候、非天瘹人也、因驚熱盛而成、其初得之時、頻々呵欠、眼中忽然有淚不落、壯熱不時、手足微搐、脉浮洪實大、歌曰、

尋常天瘹病、　休道小兒嬌、

積熱心留滯、脾翻涎欲潮、
後仰多因取、仍熏唇口焦、
忍医猶灸烙、必死在三朝、

斑疹候、傷寒毒傳胃而成、其候有疹有麻有豆、其實一般、時多哭叫、手脉未大、渾身甚熱、兩耳尖冷、鼻準冷、飲水多吐、宜發出其瘡、大為陰、小為陽、歌曰、

胃熱成斑疹、須知此病由、
哭多心壅極、舌黑是堪憂、
腫滿未双手、紅涎數道流、

变成如此候、一见命须休、

荊陀

九候論小兒雜病候歌

諸般雜病要須知、不問嬰孩女與兒、多睡又驚肝是本、心每積熱夜驚啼、叫呼冷汗因食痛、寒熱於中積在脾、煩赤口瘡心肺壅、虛風搐搦四肢、冷滑傷脾成瀉痢、或膿或血下無時、積多肚大多撮水、氣喘腮黄不問医、眼膧吐涎頭攏急灸、教脉息慢微微、患者求神兼問鬼、不求良藥苦求師、

下點字疑注文

仙人水鑑五府病候歌

頻頻飲水心藏府、目青脇硬走連肝、肚高脣白脾中起、嗽甚鳴粗肺裏乾、好食土泥受餅酸、腎府之候細明看、良工若會通神訣、死候方分有數般、

仙人水鑑五府死候歌

耳邊赤脉起、

舌上黑斑生、斑點也、心府之死候也、

吐甚眼頸認、眼頸生黑點吐甚、肝之死候也、

黑點遍身全、點白遍身如黑子、肺之死候、

齒際如同上、牙齒也、同上、生黑也、府極、

輪乾死必觀、耳輪也、腎之死候、

仙人水鑑小兒驚候歌、

地上坐時瞧、驚風本在肝、

夜啼并面白、肺藏與詳觀、

顏色時々変、心形日々觀、

喘微脾藏之、咬齒骨家看、旁裏咬齒、骨家驚風、

又歌

面白瘇虛多吹乳、四肢煩熱汗頻生、雙

腮五色時時見，恶叫元来尽属殽。

仙人水鑑有積病証歌

腹脹時々好覆眠，

髮黄眼赤吐并宣，小便似油也。

更兼痢下腸鳴甚，

去積消癥立得痊。

仙人水鑑小児八般傷寒病証歌

鼻塞眸黄鼻浄流，

非時肌熱汗無休，

喘鳴吐水并声噎。

此是傷寒證有由、

仙人水鑑五府病証訣、

肌膚湯熱甚、羸力不能禁、
面黄并煩赤、怕冷愛重衾、
口鼻常乾澀、根源漸次深、
全因驚撲起、此病本從心、
搓頭搖眼鼻、白膜上青睛、
齒痒多揉齆、垂眸嗽視親、
顏皃青碧変、遍体癬塗身、
毛髮多焦立、此病本從肝、

鬼陳本作皃空從

食物難消化、
肚高青脉見、
喘息多饒嗽、
痢多腥臭甚、
嗽来多喘息、
糞裏常堆谷、
膨々腹自脹、
嘔血并膿甚、
瀉痢多頻併、
上焦炎似火、

心中好土泥、
頭髮薄離々、
無歡只愛啼、
此病本從脾、
口鼻上生瘡、
身如栗窑裝、
日日痢非常、
全因肺本傷、
尋常多發驚、
中膈吐如傾、

寒熱時々有、　瘡盛轉々盈、
急宜唯治療、　此病腎家生、

王叔和小兒外證一十五候歌

眼上赤脉、　下觀瞳人、
顖門腫起、　兼及作坑、
鼻乾黑燥、　肚大青筋、
目多直視、　都不轉睛、
指甲黑色、　忽作鴉声、
虚舌出口、　嚙齒咬人、
魚口氣急、　啼不作声、

觀瞳陳本改貫瞳

蛔虫既出、必是死形、
用藥急速、十無一生、

茅先生小兒雜病候

脣紅面赤、是傷寒候、
臉青脣黑、是驚風候、
鼻青面白、是瘧子候、
面黃如土、是有氣來攻候、

茅先生辨小兒五絕歌、

項臭腎家絕、目直絕於肝、
喉牽鋸肺絕、舌卷面心言、

嚮疑嚮

鼻黑濃絶肺、　五絶不須看、

荆先生小兒受諸病死候歌、

小兒有病實難惻、下藥喉中涎黏塞、面眼半開兮半閉、炙烙皮膚無血色、汗出如珠頭後嚮、目無光降鼻乾黑、衝心氣築連雙臂、手足如氷脚面直、吐瀉無常渴嗽多、泥濁脉絶似沉寂、眼坑陷時熱轉多、腹中乾泄眼浮極、肯腫心高連掣手撣手搖頭命难得、是物枯来不煮何、或將口噬難將息、喫藥無效直穿腸、啼

哭無淚鴉声極、喉中牽鋸吹花沫、出氣長噓休妳食、瀉痢清膿日轉多、千萬帰冥休費力、

茅先生小兒又受諸病死候歌

小兒死候要消詳、背母搖頭搐一眉、鼻工汗流肚若袋、楊大鄴云、魚吐攔、手拏背腸必須亡台睛貫入瞳人內、四肢不認痛無常、五乾五硬并五軟、下氣頻々亦不祥、顖門瞳（腫）起、難為療、魚口鴉声立見亡、指甲內有紅絲見、手心紅赤似生瘡、久患

脣紅不須治、驚來眼慢不相當、眼青脥赤耳輪黑、手掌無紋遶白亡、鼻頭渾赤口角蚩、昏々只睡口開張、鬓直鴉声乾啼叫、燥寅休用更思量、

茅先生小兒外有二十四種死候

大衝無脈、　直視看人、　魚口自動、

忽作鴉声、惠眼觀證注云、若時復一声若死、若氣急作声不死、

滿口黏涎、　時々惡叫、　身生黑片、

五心凸腫、　舌出虛搐、惠眼觀證注云、舌出不動者不死、

或縮生瘡、　伏熱不退、　喉中空響、

瀉出黑血、　面黑狂燥、　吐瀉不止、

兩眼半開、　驚叫咬人、　指甲青黑、

走馬落齒、　顋雁或搦、　瀉止又瀉、

丹毒遍身、　啼高声咽、　魚際不匀、

右件前項形候、是病化五七候、十無一生、

患眼觀証云、凡得此候、所去不遠、更看脉

息如何、陽病得之其脉反細、陰病得之其

脉反洪、不出一日死、

漢東王先生家宝諸雜病證訣

慢驚風眼喜張、

慢脾風、眼喜閉、
魚目定睛、夜死、
面青骨黑、晝亡、
啼而不哭、是煩、
哭而不啼、是躁、
張口出舌、是風、
瞑目似睡、不思乳食、是虚、
摇頭項硬、三焦壅、
摇頭項軟、涎在胃、
清涕常出、肺受寒、

虚陳本作噓

舒手長虚、開言即悲、却是實、

腹痛盈、（盈）是氣壅、

蹺身臥、是脾疾、

漢東王先生家宝小兒形證歌茅先生死候歌、與此大同而少異、此又有法、故双存之、

小兒形證卒難測、滿口禎涎喉中塞、此是氾痰閉其九竅、禎涎方出口中也、

吐瀉無時加欬嗽、此為脾胃俱虚、而直不能化其穀食、无時泻也、欬嗽即是胃生氾、

身上皮膚无色血、即是血脉不應也、

汗出如油頭巘（巘原鈔本訛）峻、其汗出着、即是陰陽相離、榮衛相別、津液為汗、故如油濃、其頸巘峻、即是顛門崩、是心絕、即死、

目無光彩鼻中黑、其鼻中黑、即是肺絕、鼻是肺之外應、目無光彩、即是腎絕、腎主眼之瞳人、腎絕即目無光彩也、

浮胷心凸牽棖口、凸、青脛、高也、肺脹脈絕。即胷凸、

手足如木脚面直、胃絕則手足拘直也、

搐搦睛斜連脣口、其筋絕、即搐着其眼睛也、

將手抱頭難可救、其筋搐上、故抱於頭、此大惡候矣、

眼傍青色多焦渴、即是肝絕也、肝主東方甲乙木、其色青、虛即渴矣、

癃當癃

癃當癃

飲水百盃猶未歇、其胃常直、即水不能癃也、

臉腫眼浮脉不來、心絕則臉腫、心主血、故血脉不能痳、故便臉腫也、

是物粘身將口呷、脾胃絕、狀如魚口一般、往往如呷水相似也注文

啼哭無淚及鴨声、則是肝絕、肝主於流淚、若絕則无其淚、肺主声、肺欲絕、声只出而無返、謂之鴨声、

喉中牽鋸口吹沫、其喉中響、是九竅被痰閉絕、氣出入不能、故如牽鋸之声、其沫即是衛氣出而不迴、

此疾誠難可療之、免被時人道醫殺、只是

痳當瘡

上件諸多惡候，不可下藥，若下藥，愚人不知藏腑病絶，只道醫人醫殺矣。

漢東王先生家寶小兒諸雜病狀

小兒驚哭声沉不響者，是病重，用藥難差，若声浮者輕，調驚便差。何謂驚哭？正睡忽驚起，啼哭叫不止，謂之驚哭。

頭皮乾枯，筋脉緊急，唇外赤而内白，有瘡疾，如無津至者，爲驚而難痊，此是熱過極矣。何以难差？其皮膚薄則筋脉急，出其唇内白者，則是脾虚欲絶，不能麻也，久則多死。其生瘡痍則肺虚燥，不能榮於身，故不差，急醫防失。

赤眼是肝積熱，其眼是肝之外應，積着聚也。其有積亦眼赤，吸其時氣歸肝，故是積聚亦眼赤也。

怕明心肝有驚、其心屬南方火、驚邪所干肝、其太陽則相克矣、

牙疳嬭食之毒其牙疳若即是牙中出血而口臭是也、只因吃食總了便將嬭、此故令口臭、須與涼藥、乃消食毒矣、

吃食不消、是脾積冷、其脾主化食、而久冷即食不消、宜暖脾也、

耳聾是腎之積、其耳屬腎、被積氣所攻、即不聞人声、宜將轉藥入羊腎中煨服之、

脇癖是肺積風、其脇癖即是長下身上皮起成癖、只因父母或有其肺不和、或是長下不避風冷也、而治得之、是積滯為之也、

潮熱是因驚而得、其潮熱若、只因驚在肯膈、不入藏腑、故發歇不時、宜與驚藥、

喉內如鋸，是腸上客風入肺及因驚入大腸而得。肺若諸藏之上蓋也，亦主氣，大腸是肺之腑，受外風，大腸受驚，故如此，即是夾驚傷寒耳。

或悲或要欬，是邪入脾。其邪氣入脾，自然先時作欬而哭，故知邪氣入脾藏也。

口瘡肚脹痛氣逆。其口瘡即是氣不順攻心，心主應口舌，上逆則生瘡，氣逆則肚脹，宜下痛藥及氣藥服之。

吐蟲心與大腸熱。其心共大腸俱熱，則不能安其虫，故不在其大腸，奔上而蛔口出，久則令人黃瘦耳。

瘧疾是脾之積。其瘧疾若是脾受其宿食在，又被新食來衝其，或當睡而不磨消、則與脾氣相衝、脾氣為正氣勝則熱、為邪氣勝則寒、邪正相衝、故發寒熱、又云則有時行着、則是夏受其熱氣在脾、遇涼被秋风吹着則發、亦是邪正交爭、陰陽相久、故發寒熱、四季一般也、

開口臙、是五藏毒盛、其五藏受於毒氣則氣喘其口開而不合也、

多哭、是驚風入肺、肺主於声、故多哭也、

愛吃泥吐、是脾生蟲、其脾屬土、所生其虫、因甜物及糯米食而生、故便本所好吃泥土也、

夜多盜汗、是虛熱痟氣不順、其氣主於肺、々亦主其毛竅、其氣不順流、溢於毛孔中、而出津液、冬、作痟勞耳、

五心熱、是痟勞、手、腳及顖、謂之五心、其痟熱則痟所為也、

錢乙以下[illegible]別揭

聤耳是腎積風、其耳屬腎、被外風入、腎停滯則化爲膿而出於耳、故知是腎積風、

腹脹惡心、是肺中積、其肺腥而有積、或上或瀉不時、則知肺是中積也

愛吃布脚、是肺生蟲、其布是肺之所好也、

愛吃麩炭、是肝生虫、愛吃塩、是腎生蟲、愛吃茶末、是心生虫、愛吃酸物、是胆生蟲、各是藏腑之所好也、

錢乙雜病証

目赤煎青者欲發搐、

目直而青、身反折强直者、生驚、

咬牙甚者、發驚、

口中吐沫水者、後必蟲痛、

昏睡善嚏悸者、將發瘡疹、

吐瀉昏睡露睛者、胃虛熱、

吐瀉昏睡不露睛者、胃實熱、

吐瀉乳不化、傷食也、下之、

吐沫及痰、或白綠、皆胃虛冷、

吐稠涎及血、皆肺熱、久則虛、

瀉黃紅赤黑皆熱、赤亦毒、

瀉青白穀不化、胃冷、

身熱不飲水者、熱在外、
身熱飲水者、熱在內、
先發膿疱後發斑子者逆、
長大不行、行則脚細、
齒久不生、生則不固、
髮久不生、生則不黑、
血虚怯為冷所乘、則脣青、
尿深黄色、久則尿血、
小便不通、久則脹滿、當利小便、
洗浴拭臍不乾、風入作瘡、令兒撮口甚者、是

脾虚、或云、成痫、

吐涎痰熱者下之、

吐涎痰冷者溫之、

口禁不止則失音、遲声亦同、

先發膿疱、後發疹子者順、

先發水疱後發疹子者逆、

先發膿疱、發後水疱多者順、少者逆、

先水疱後斑子多者逆、少者順、

先疹子後斑子者順、

凡瘡疹只出一般者善、

胎實面紅、目黑睛多者、多喜咲、

胎怯面黄、目黑睛少、白睛多者、多哭、

凡病先虚、或下之、合下者、先實其母、然後下之、假令肺虚而痰實、此可下、先當益脾、後方瀉肺也、

大喜後食乳食多、成癇驚、

大哭後食乳多、成吐瀉、

心痛吐水者、蟲痛、

心痛不吐水者、冷心痛、

吐水不心痛者、胃冷、

病童、面有五色、不常不澤者死、
呵欠面赤者風熱、
呵欠面青者驚風、
呵欠面黄者脾虚驚、
呵欠多睡者内熱、
呵欠氣熱者傷風、
熱證疎利、或解化後、無虚証、勿温補、熱必隨生、

錢乙不治証

目赤脉貫瞳人、

胷膛及陷、

鼻乾黑、

魚口氣急、

吐蟲不定、

瀉不定精神好、

大渴不定止之又渴、

吹鼻不噴、

病重口乾不睡、

時氣脣上青黑點

頰深赤如塗烟[烟]脂、

鼻開張、

喘急不定、

嬰童宝鑑諸病渡必死候

汗出如珠不已

汗出黏臭、

頭軀向後、

顖門腫起并陷、

胸陷、

喘氣奄冷、

口作鵶声、

下藥不得、喉內有涎黏塞、

指甲青黑色、

目直視不轉睛、

口中涎出不止、

楊大鄴童子秘訣、凡小兒先看在外形證、

一看唇內不蓋齒、二看鼻上紫黑色、

三看眼啼哭無淚、四看身上不認痛、

五看心脹不啼哭、六看大開双眼瞪、

七看四肢俱不收、

七惡候

一看顖門腫、　二看脚心腫、
三看手心腫　四看臍內腫
五看心上腫　六看眼角蚕
七看抱朱脚不縮、
　已上十四候、並不可治、
五關貫貞珠囊、凡兒生下七日內、謂之一臘、
已前忌有三般病起、一曰鎖禁、二曰臍風、三
曰胎驚、頌曰、
　　鎖禁目須真、　臍風撮口鳴、
　胎驚脣青色、　三者候同名、

玉訣 小兒五藏絕傷候歌

瞪目筋拘肝腎傷、胃虛驚逆面青黄、心絕不言魚口噤、喘促長噓肺受殃、此看損絕、次別生死、須審詳、用藥即死候矣、

玉訣 小兒惡候歌

啼哭無声不轉睛、脣焦鼻黑膝偏青、涎黏齒齧頻魚口、兩脚如鈎手似釘、

玉訣 小兒危困候歌

目多直視作鴉声、咬齒搖頭不轉睛、僵仆面青魚口噤、遍身針灸療無因、

鳳髓經雜病死候歌

吐瀉生風眼上膜、風在掌中抓不竟、急驚過了喘無休、慢驚項軟皮膚薄、盤腸氣痛（一本作蚘痛、）胷中抓、嗽吐嘔逆心凹惡、傷寒赤脉却相交、結熱面黑皮毛落、疹子入腹眼不開、熱瀉出蟲口乾惡、鑠口腰低脣鼻青、秋痢脾毒骨卷縮、此病因驚兼有積、豈無神仙奇妙藥、

莊氏家傳小兒諸疾形候

孩子有六件必死之狀、不在用藥治療、其狀失時矣、
第一、孩子病重、汗如珠流着、其吠必死也、
第二、孩子緊黙乾、氣息冷着、其吠必死也、
第三、孩子病重、臥如絕纏着、四肢不遂、必死也、
第四、孩子頭足相就、四肢無力着、必死也、
第五、孩子多食、下痢不止、口唇乾焦、妄語如見神鬼、必死也、
第六、向陰引声哭、不重良藥、縱其惡性、必死

之狀也、

前六般、盧医扁鵲見之、亦拱手難言、

察形色治病第九

漢東王先生家宝内臺秘論

男女十歳已前凡有不安、皆観其氣色、面上如青紗、蓋定從髪際至印堂、不以疾狀浅深、有者六十日必死、若至鼻柱、一月須亡、更到人中、不過十日、其色満面、即日哭傷、假使盧医、亦難救療、

辯五藏受驚積冷熱形證圖

肝屬東方木

肝驚起髮際、肝積在食倉、肝冷面青白、肝熱正眉當、

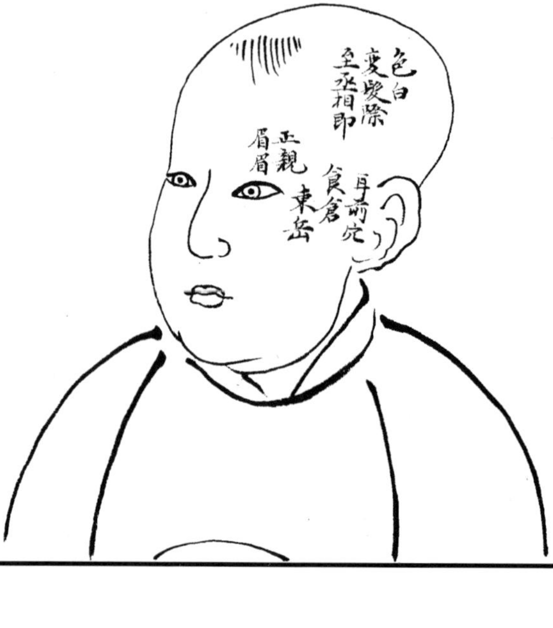

肝藏受驚候起髮際、其色淺白、若至丞相、即变驚風、渾身發熱、夜間多啼、宜下驚風藥、若退即可調治、若其色不退、下至東岳、即有死候、耳前穴黑、金尅於木、若是外候、鼻乾燥、眼睛吊上、肝主筋、々縮則睛無光、即是腎絕、瞳子不轉、即是肝絕、水甲黑也、肝藏受積候起食倉、其色微黄、下侵䫌眉、即是受積、黑睛黄赤、早晚發熱、則多愛睡、乃有死候、啼哭無淚泪是也、

肝藏受冷候、面青淡白、眼中淚出、齒齦淡白、

口中清水、大便酸氣、日中多睡、夜間煎迫者是也、

肝藏受熱候、起正眉、薄薄赤氣、即衝丞相、心裹於肝、兩眼亦赤、多有眼暗、小者吐奶、大者吐食、有疾生風、早晚發熱、多啼少睡、

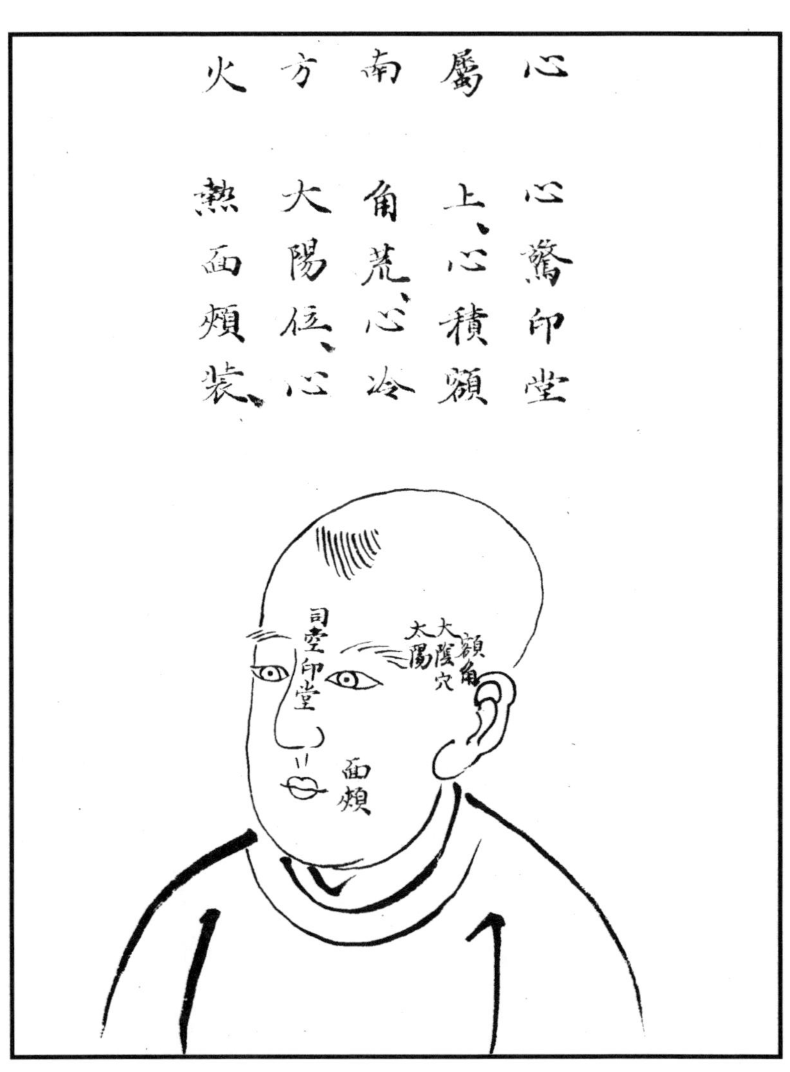
心屬南方火
心驚印堂上、心積額角荒、心冷大陽位、心熱面頰裝、
司空印堂
額角
大陽穴
太陽
面頰

心藏受驚候起印堂其色微黑下至眉心赤則主風若至鼻柱即有死候皮無血色更生黑黶水尅於火惡即兩日亥子難過兼有外候即多焦渴吃乳不收舌出口外是也

心藏受積候起額角太陽穴虛兩眼白赤小便如泔面合地臥大極即吐熱氣此惡候也

心藏受冷候起太陽黑衛脉子来侵印堂面色淡赤目即無光要轉妳食口吐清水日多煩渴也

心藏受熱候起面頰更加赤色多驚少睡髮

乾頻渴、鼻下赤爛、口氣衝人、牙牀惡臭、睡臥開口、多有煩躁、外候則此症也、

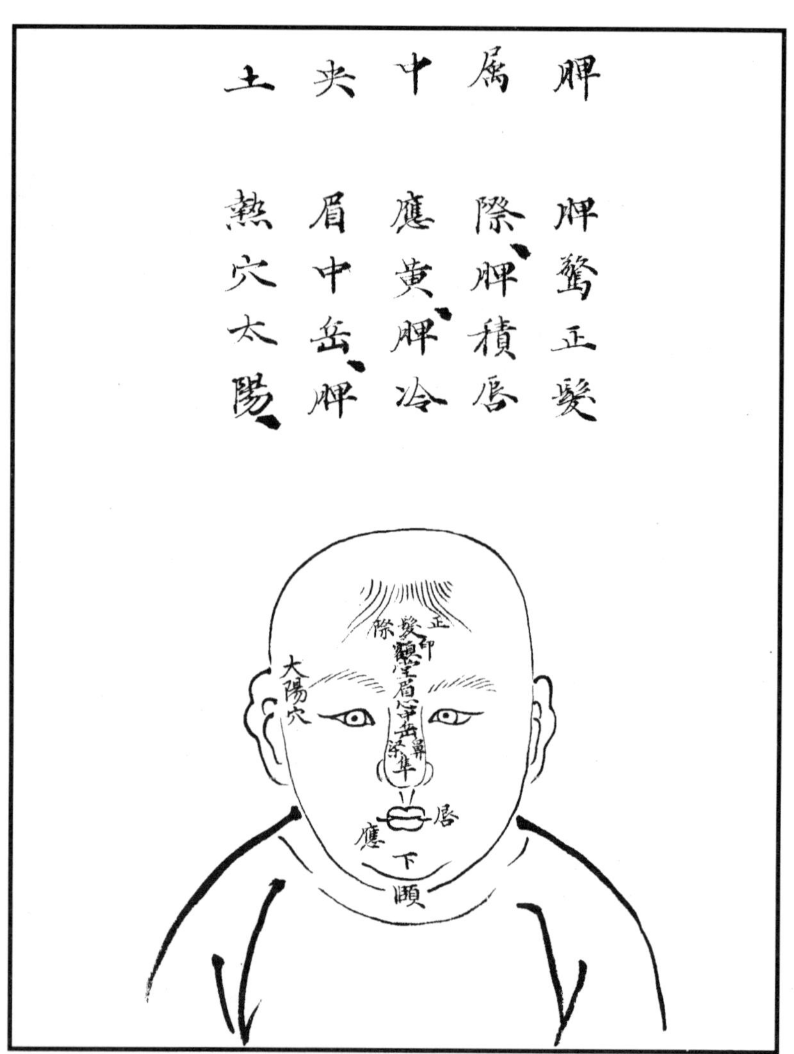
脾屬中央土
脾驚正髮際、脾積唇應黄、脾冷眉中岳、脾熱穴太陽、
正
髮際
印
堂
眉心
中岳
鼻
準
大陽穴
唇
應
下
頤

脾藏受驚候起髮際，其色微青，即傳於肝，若至眉心，其色漸赤，即傳於心，若至鼻柱，其色必白，若分兩耳黑氣連之，即生驚風，如此不退，一周時必死，其候生唇不蓋齒，口無津液，此是脾絕，四肢無冷，胃主四肢，即是脾絕，不中理也，五日後寅卯時死，其外候則瀉黑血也。

脾藏受積候，口唇黃色，兩眼沉腫，早晚面浮，太陽穴調外候，頸疼，腹脹，大便食不消化，頻頻夜起，傷冷則瀉白糞，若藏熱則赤，若冷熱

不調、則赤白痢、

脾藏受冷候起眉心中岳、其色淡白、來侵鼻柱、又及元珠、即是外候、糞白食不消化、泄瀉無時下、應唇白乃嘔逆、面色黄赤也、

脾藏受熱、起太陽穴、白薄皮起如竹托、口唇乾燥、兼有口氣外候若起大便亦赤、夜間煩躁顛叫是也、

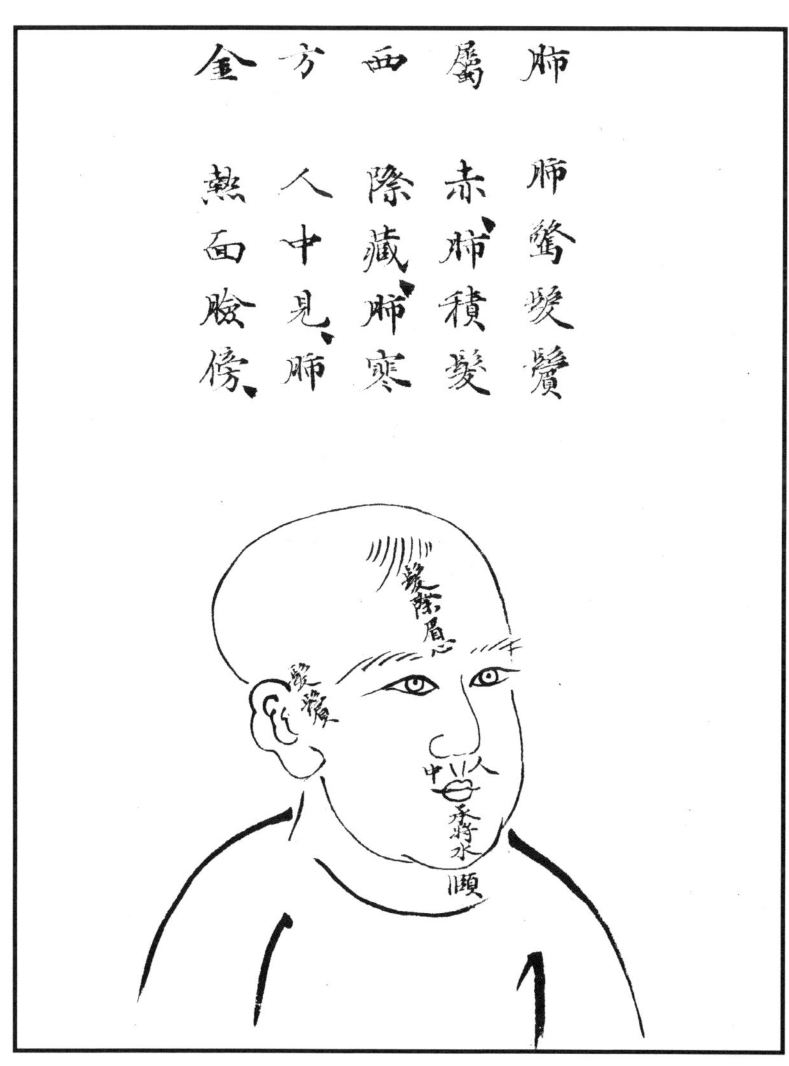
肺屬西方金
肺驚髮鬢赤
肺積髮際藏
肺寒人中見
肺熱面臉傍
髮際
眉心
髮鬢
人中
承漿

肺藏受驚候起髮鬢，其色微赤，傳於司空，則生驚風，外候氣喘無力，多啼叫，若至幽當即生死候作鵶声，喉中響哭無淚，鼻乾黑燥者是也。

肺藏受積候起髮際，其色微赤，下至眉心，腹脹惡心，若至鼻梁，更到準頭，即是死候，若氣喘急不迴者，只三日午未時難過。

肺藏受傷寒候，起人中，下至承漿，亦到下頤，其色若春即青，夏即赤，秋即白，冬即黑，外候鼻涕流，兩眼赤合，面頰赤，喘氣喉響，其惡候则面黑咬人，鼻黑身热，气喘不定是也。

肺藏受热候，起面烦，其色青白，到衡承浆，若是外候，鼻中出血，夜间多啼，人即烦渴甚，此为疳也。

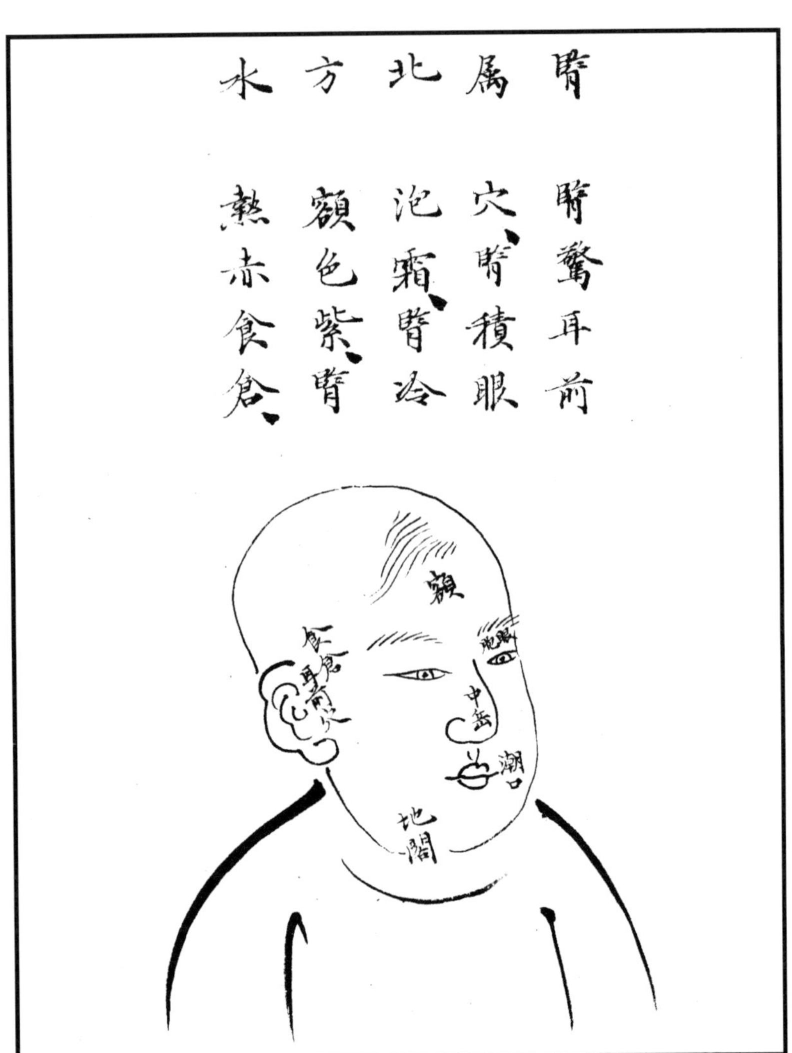

腎屬北方水
腎驚耳前穴、腎積眼泡霜、腎冷額色紫、腎熱赤食倉、
額
眼胞
食倉
耳前穴
中岳
潮口
地閣

驚入腎藏候起耳前定其色微黄下侵潮口若起外候夢裏咬牙乃侵下閣則生惡候面黑惡吽汗出如膠[illegible]其耳前穴黑也積入腎藏候起兩眼深沉其色微黑眼睛微赤候外亭耳蔥耳聾頭上顖門生瘡較後再發是也冷入腎藏候起額上色紫而微青下侵中岳滿面青白多哯頑涎（哯吐也乎典切）亦多瞌少精光也

熱入腎藏候起食倉其色微赤下到準頭而還日文而眼延爛外候耳重多有眼脂小便

赤色是也、

劉先生辯小兒五藏各受色、

小兒心藏色

左顴應赤色丹系心、屬南方火下離、心亂心中有餘熱、或言風擁莫受疑、

小兒肺藏色

右顴白應在秋、庚肺屬西方金位行、若見顴中如馬尾、此名氣盛氣相騰、

小兒肝藏色

兩眼青時旺甲春、在肝屬木象東君、怒

青肥目如藍靛、即是驚癇風欲逃、

小兒脾藏色

脾胃四季屬中央、戊己相乘土色黃、外透四脣如橘水、須因積滯熱相當、

小兒腎藏色

北方壬癸腎黑色、濃水隨歸兩耳流、若在耳邊無黑髮、腎家有病是因由、

茅先生辯小兒四季受色吉凶

春青夏赤秋白、平冬黑四季亦同名、此為四季已上色平也

春黄夏白秋青色、冬赤四季黑為実、

春赤夏黄秋色黑、冬青四季白災輕、子

春黑夏青秋色黄、冬白四季赤同評、母

春白夏黑秋色赤、冬黄四季青不贏、此為賊邪

茅先生辯小兒面部五色

小兒面帶赤色心病、

或驚、　或肚呲、　或傷、

小兒面帶黄色脾病、

或肚膨、　或肚痛　或不進食、

或脾寒、或嘔逆、

小兒面帶白色肺病、

或咳嗽、或氣喘、

小兒面帶黑色腎病、

夜有虛汗、或夜有虛熱、

小便先帶紅色、後帶白色、

小兒面帶青色肝病、

身上須發大瘡、

荆先生小兒雜病色

白在右顴肺氣盛、左顴微白邪干心、達唇

白色氣不順，左右人中脾積深，胃氣不和

黃色淡，晴胞青色只因驚，心多驚悸言顴

左，右肺青風喘嗽声，滿面黑時腎家冷，常

抛黑糞不曾停。

茅先生小兒五藏受赤色

左顴右顴心肺熱，兩眼連猶肝候同，唯

有口唇耳前後，腎脾受熱本同宗。

茅先生小兒面部雜色

面黃金色有餘積，西方青色號驚呼，面

紅身熱傷寒候，耳冷瘡瘍是一徒。此言疹豆

亦言渾身熱、面赤色、耳尖冷、手足冷、即是也。

客忤黑青飜白沫、眼睛黃色積难除、非時面黑多驚叫、啼哭声頻氣不蘇、面黃臉赤驚痫積、分明解得病當除、面青面鼻赤痒、目暗風痫是本源、面黑面青及紅熱、啼呼中水患由偏。

錢乙面上證与郭先生五部位不同。

左腮為肝、右腮為肺、額上為心、鼻為脾、頦為腎、赤者熱也、隨証治之。

錢乙目内証

赤心若熱，導赤散主之。方見實熱門中

淡紅若心虛熱，生犀散主之。方見虛熱門中

青若肝熱，瀉青丸主之。方見驚熱門中

淡淺若補之。

黃若脾熱，瀉黃散主之。方見胃（与方字可並書）熱門中

無精光若腎虛，地黃丸主之。方見虛寒門中

嬰童寶鑑論形色

凡小兒自朞歲已前，猶有變蒸，未及診脉，唯以形候，而知其病矣。看形候之際，醫上（工）可安神定思，勿令情意惑亂。其孩子又忌方睡起

哭声始断，如此则色候不正矣。凡形候在辰後巳前者，為夏末酷熱，冬乃微和，即外色不盈於面耳，可以面向明觀也。

嬰童寶鑑觀五藏各部色，此茅先生部位同，與錢乙不同

心屬火，其色赤，南方之應王在夏，外應於面之左顴，故左顴上赤色，如丹絲之亂理者，心有餘熱，亦言有風熱。

肺屬金，其色白，西方之應土在秋，外應於面之右顴，故右顴上白色，如馬尾者，為肺之盛氣，

肝屬木，其色青，東方之應土在春，外應於兩目，故

目內青色如淀者，謂肝有風，或云驚癇欲發，脾屬土，其色黃，中央之應土在四季，外應於合，故口四畔黃色如橘者，脾之有積熱，腎屬水，其色黑，北方應之壬在冬，應於兩耳，前流轉不定，水性也，故耳前黑色如烏絲垂於水中者，腎之有疾也，

凡色赤在左顴者心熱，在右顴者肺熱，在兩目者肝熱，其色在於兩目眼周回也，在口四畔者脾熱，在兩耳前後者腎熱，

凡白色在右顴者肺氣盛，左顴者微邪干心，

口四畔若氣不順、

凡黃色在口及人中、并左右兩边黃若、脾有疾、黃色微若胃氣不和、

凡青色在兩眼、目中白人也、又在目坑若亦同也、是驚欲發

在左顴上、心多驚悸、右顴上若、風入肺、為欬嗽而喘、

凡黑色滿面若腎冷、必下黑糞、此若亦五藏病色、更識春夏秋冬四季、斷其病狀、須在審詳、勿令誤矣、

面黃白色有積、

面青白色有驚、

面色赤身熱者、傷寒、

面色赤耳尖冷、身熱者、疹子、

面色青黑或時吐白沫者、客忤、

非時面上紅赤、變易不定者驚、

眼睛黃者有積、

面黃兩顴小赤者驚疳、

面青黃鼻痒目昏者風疳、

面青黑色、夭斜啼呼者、中寒之甚、

初生面目上、鼻口左右、悉黃為血疸、

人中鼻下青、乳不消、

痢下青者、衣薄中寒、

諸陽皆會於面、陽衰水有風邪夾冷者而青、

鼻下两边赤者、名赤鼻、

面青白、軀身哭者、胎中受邪、

面青者肝癎、

面赤者心癎、

面白者肺癎、

面黄者脾癎、

面黑者腎癎、

心風，唇赤汗流面赤，

肝風，兩目連額，并唇青面黄，

脾風，腹滿，通身黄，

腎風，脇有䴵糌面黑，

肺風，胷滿，鼻下目下色白，

面赤或壯熱，四肢煩，手足心熱，為心腹痛，

面色或青或白，甚者至面黑，唇口爪皆青，是

心腹冷發痛，

鼻上赤色，是風府，

小兒傷寒鼻燥喘息〔鼻〕，氣有声若，必衄候，

凡色若應其春青夏紅秋白冬黑、在四季而黄、此五色為平也、

凡春得黄色、夏得白色、秋得青色、冬得赤色、為微邪、雖有病不治而自愈、亦為欲差之候、

凡春得白色、夏黑、秋赤、冬黄、四季青、此五色為鬼色、見之雖不甚、亦大凶、

嬰童寶鑑面部異色

青色如横針眼下死、

鼻上色青腹中痛死、

面青目黑、是肝氣所傷、榮衛不通難差、若青色

連目入耳死、

赤色入口、三日死、

赤色入眉、上入目死、

黑色從眉繞目者、七日死、

黑色入口、二日死、

黑色繞口者死、

鼻上黑色、患水腫、

人中黑色者死、

鼻色白為吐血死、亦破傷出血後死、

白色繞眉、患肺疾、

黄色鼻上，觜中寒極，

嬰童宝鑑 年上色 謂鼻準上中為年上，上為壽上，

鼻準頭上微微高處，名曰年上，看年凶吉，

更上一位，亦有微起處，名曰壽上，看夭壽也，

上得青色白色黑色赤色，並不可治，雖黄色如金者平，

又曰，春色白，秋凶，夏色白冬凶，

嬰童宝鑑 四墓色 從兩眉間直上至髮際左為父墓，右為母墓，口吻直下為男女墓，

四墓上皆四季正色者平，

春得青平、白在四墓七日死、夏得赤平、黑在四墓四日死、秋得白平、赤在四墓四日死、冬得黑平、黄在四墓若死、四季黄平、青在四墓若死、

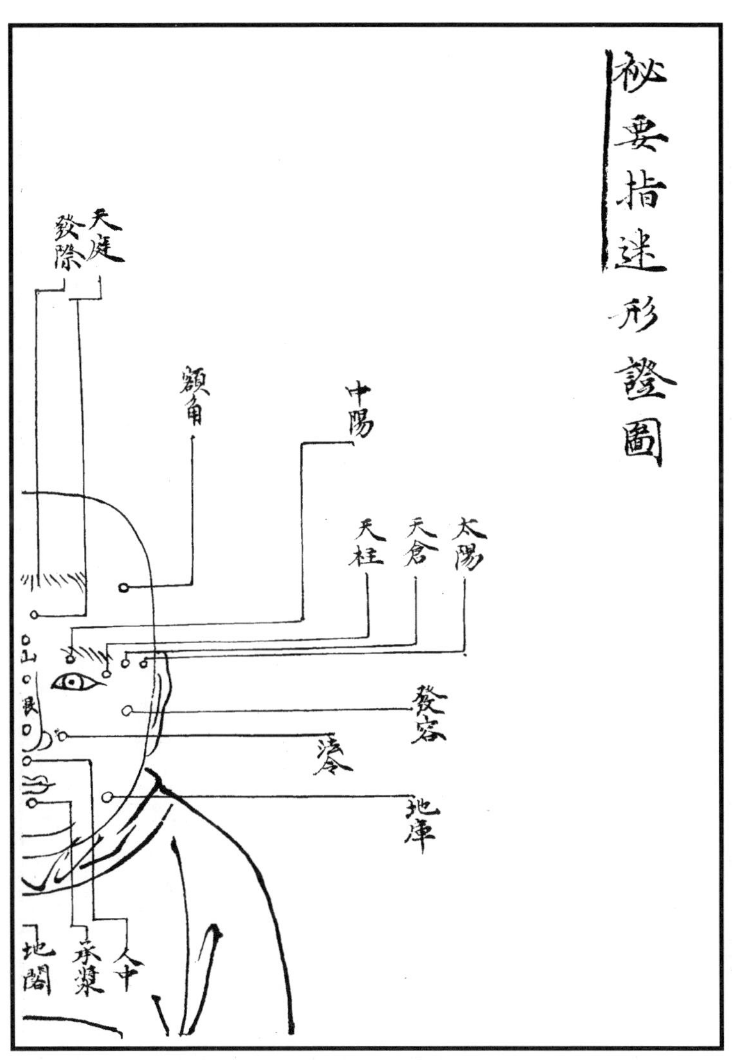
秘要指迷形證圖
天庭
髮際
額角
中陽
太陽
天倉
天柱
山根
髮容
法令
地庫
人中
承漿
地閣

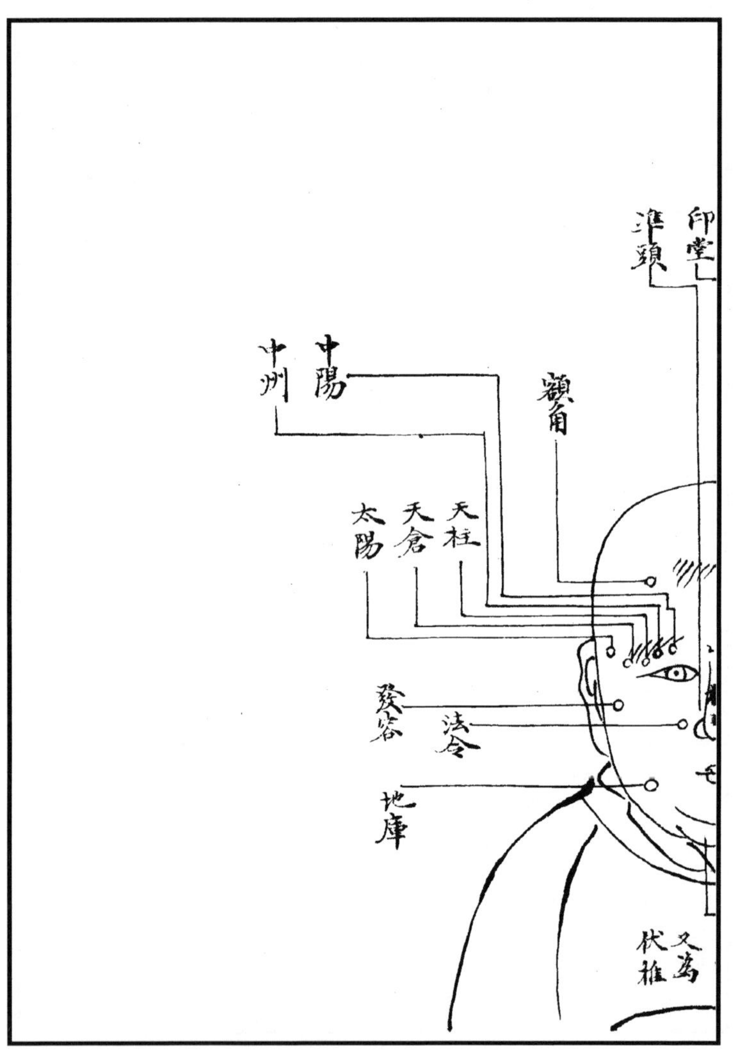
印堂
準頭
中陽
中州
額角
天柱
天倉
太陽
發容
法令
地庫
又爲
伏稚

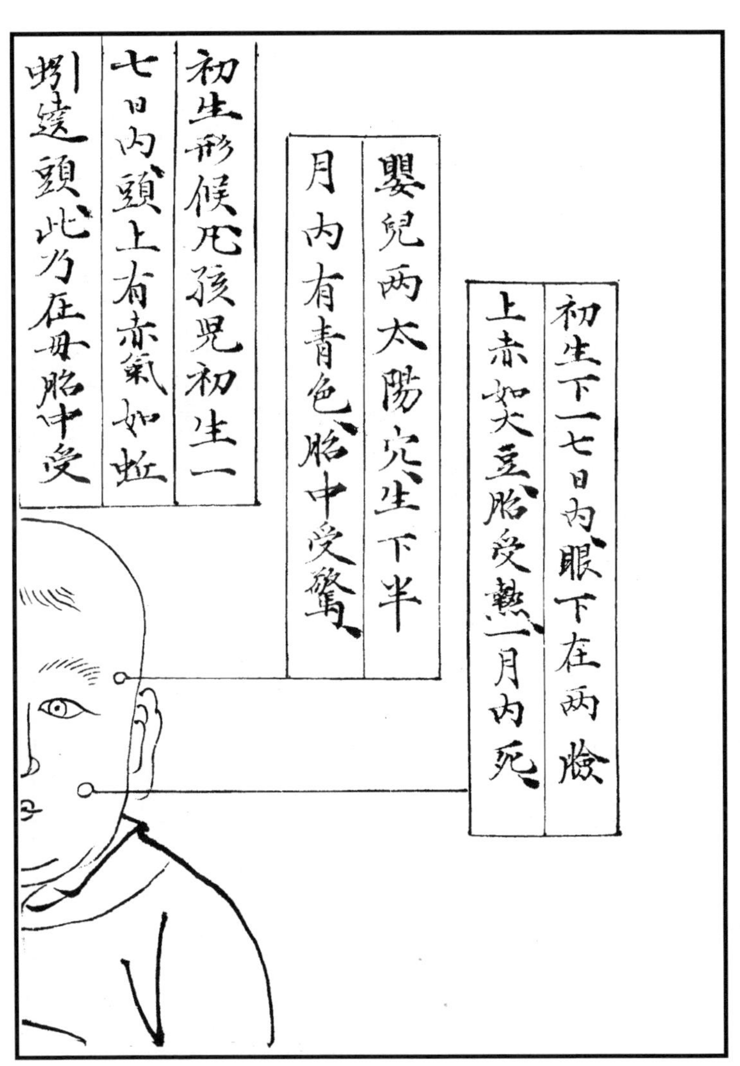
初生下一七日内，眼下在两脸
上赤如大豆，胎受热，一月内死，
婴儿两太阳穴，生下半
月内有青色，胎中受惊，
初生形候，凡孩儿初生一
七日内，顶上有赤气如蚯
蚓绕头，此乃在母胎中受

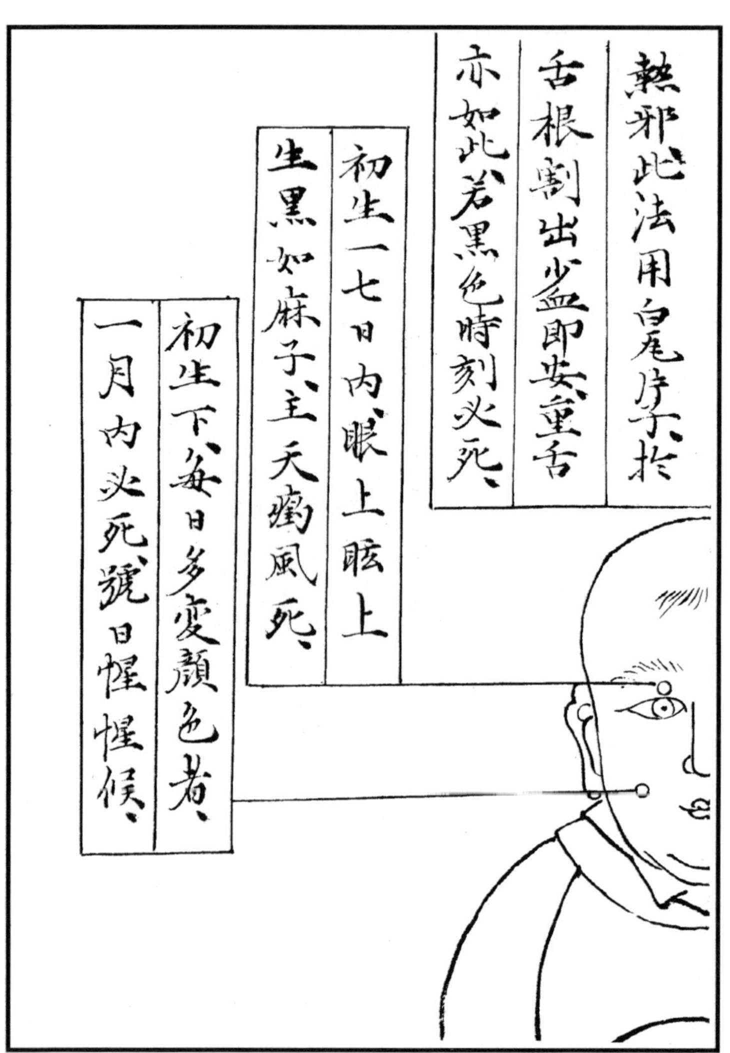

熱邪此法用白尾序子、於
舌根劏出少血即安、重舌
亦如此若黑色時刻必死、
初生一七日内、眼上眩上
生黑如麻子、主天瘹風死、
初生下、每日多变顔色者、
一月内必死、號曰惺惺候、

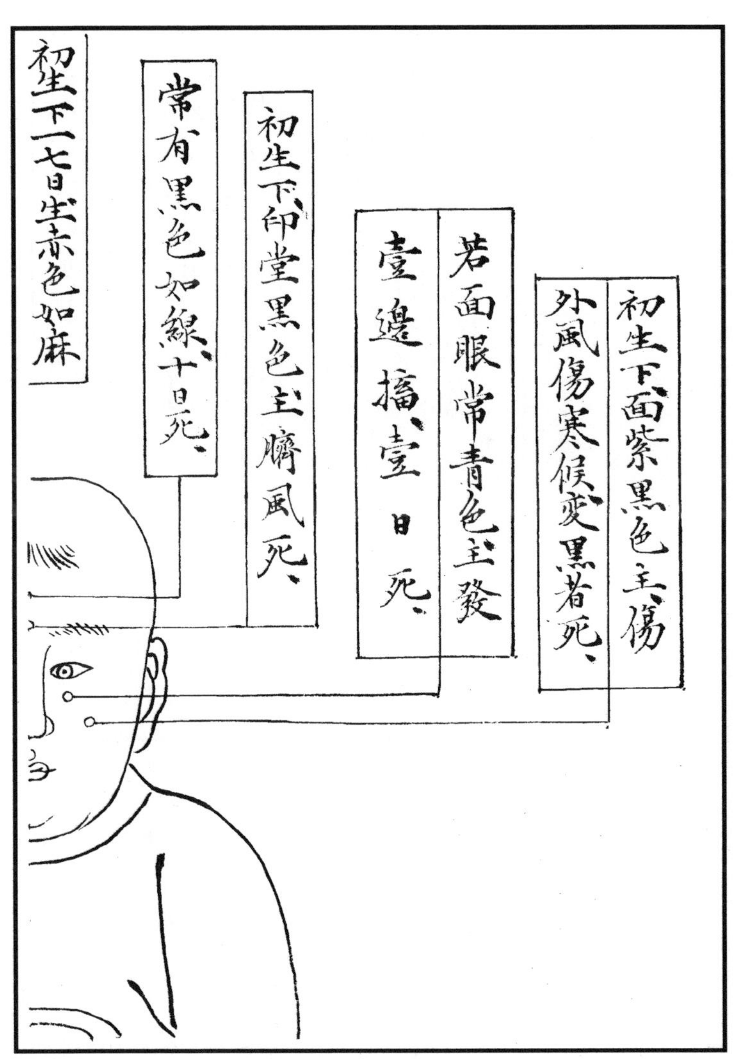
初生下、面紫黑色主、傷
外風傷寒候变黑者死、
若面眼常青色主發
壹邊搐、壹日死、
初生下、印堂黑色主臍風死、
常有黑色如線、十日死、
初生下一七日生赤色如麻

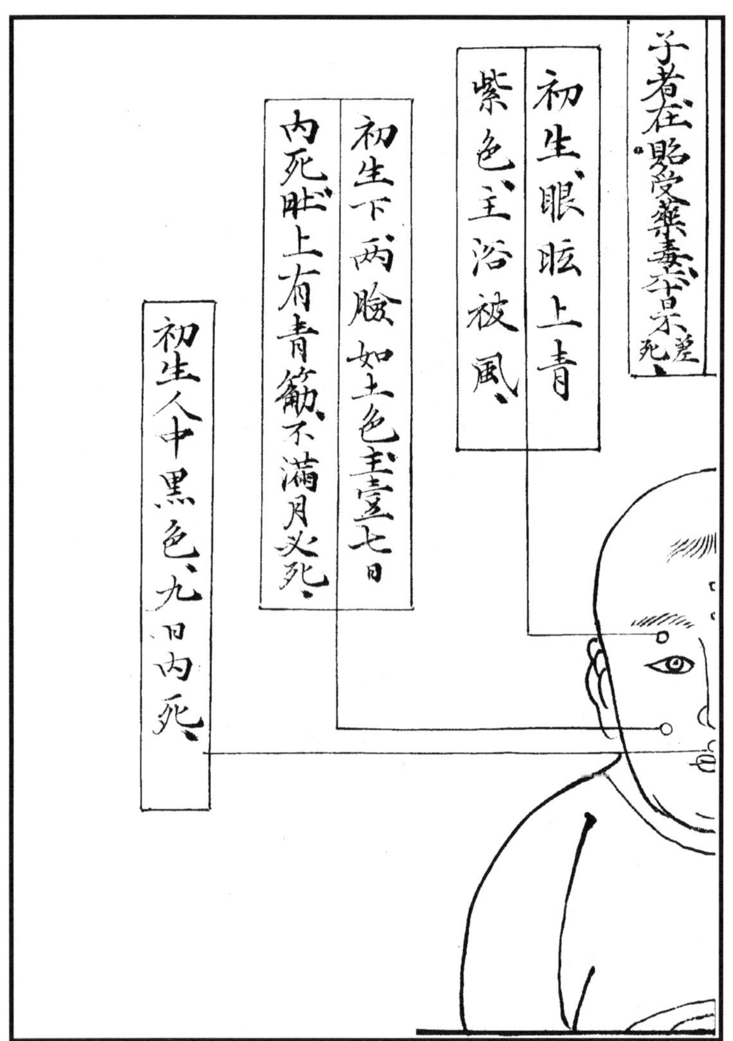

子着在胎受藥毒、亦十日不差死、
初生、眼眩上青紫色、主浴被風、
初生下兩臉如土色主壹七日内死、肚上有青筋、不滿月必死、
初生人中黑色、九日内死、

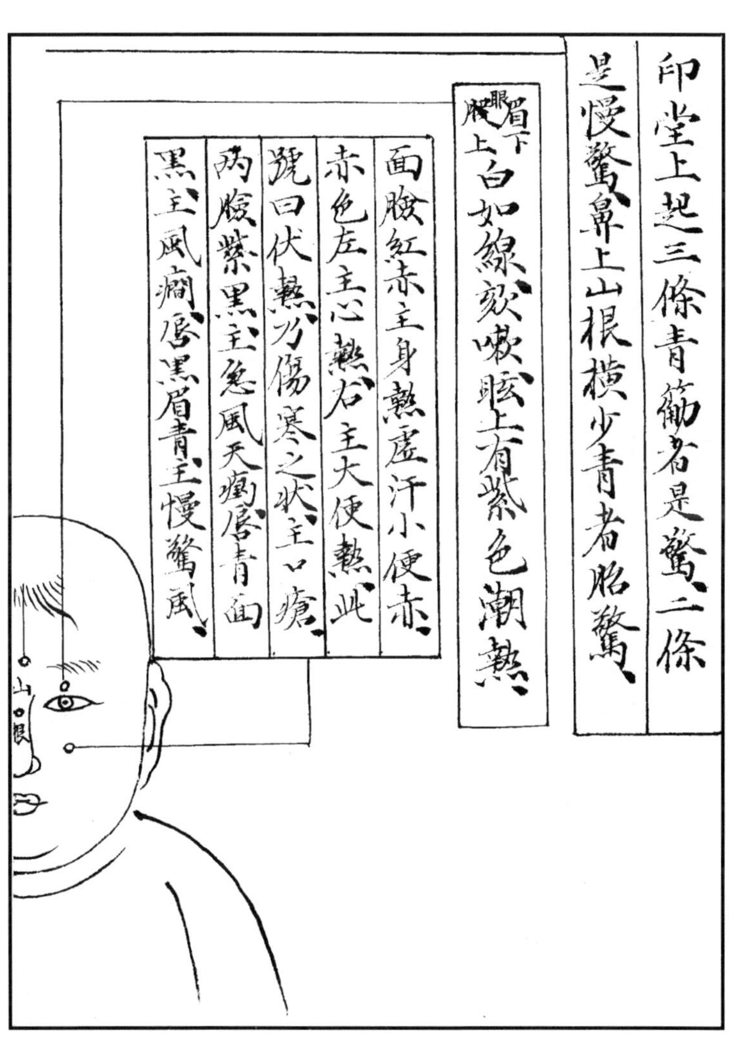
印堂上起三條青筋者是驚二條
是慢驚鼻上山根横少青者胎驚
眉下眼胞上白如線欬嗽眩上有紫色潮熱
面臉紅赤主身熱虚汗小便赤
赤色左主心熱右主大便熱此
號曰伏熱乃傷寒之狀主口瘡
兩腮紫黑主急風天癇唇青面
黑主風癇唇黑眉青主慢驚風
山根

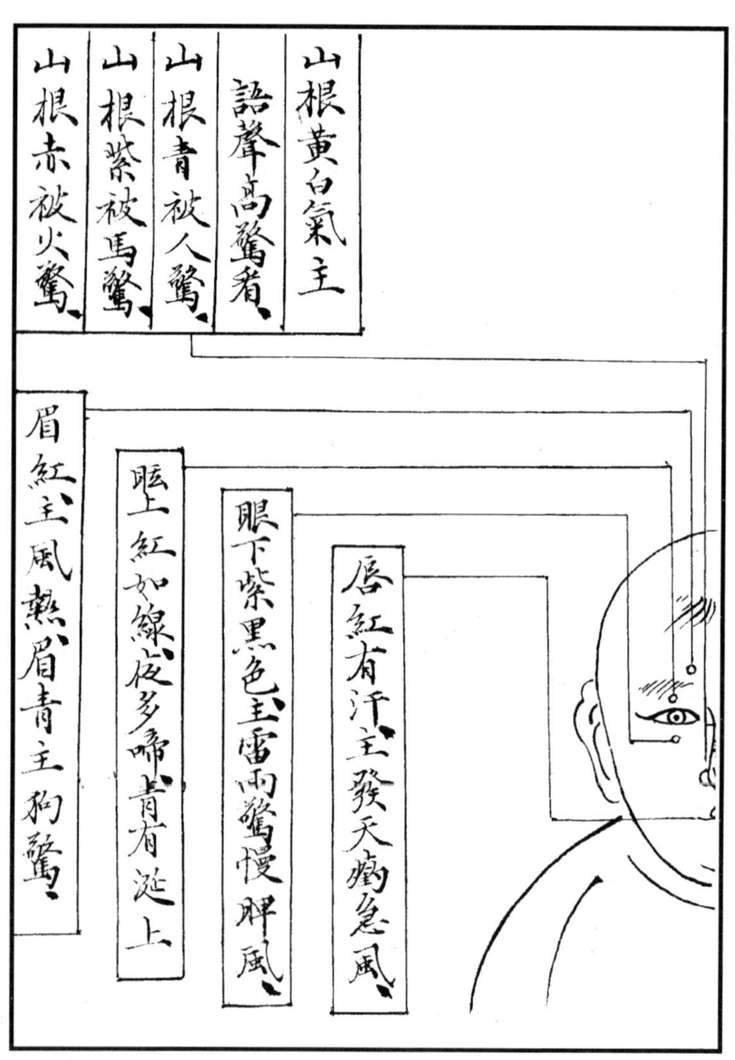
山根黄白氣主
語聲高驚看
山根青被人驚
山根紫被馬驚
山根赤被火驚
唇紅有汗主發天瘹急風
眼下紫黑色主雷雨驚慢脾風
眶上紅如線夜多啼青有涎上
眉紅主風熱眉青主狗驚

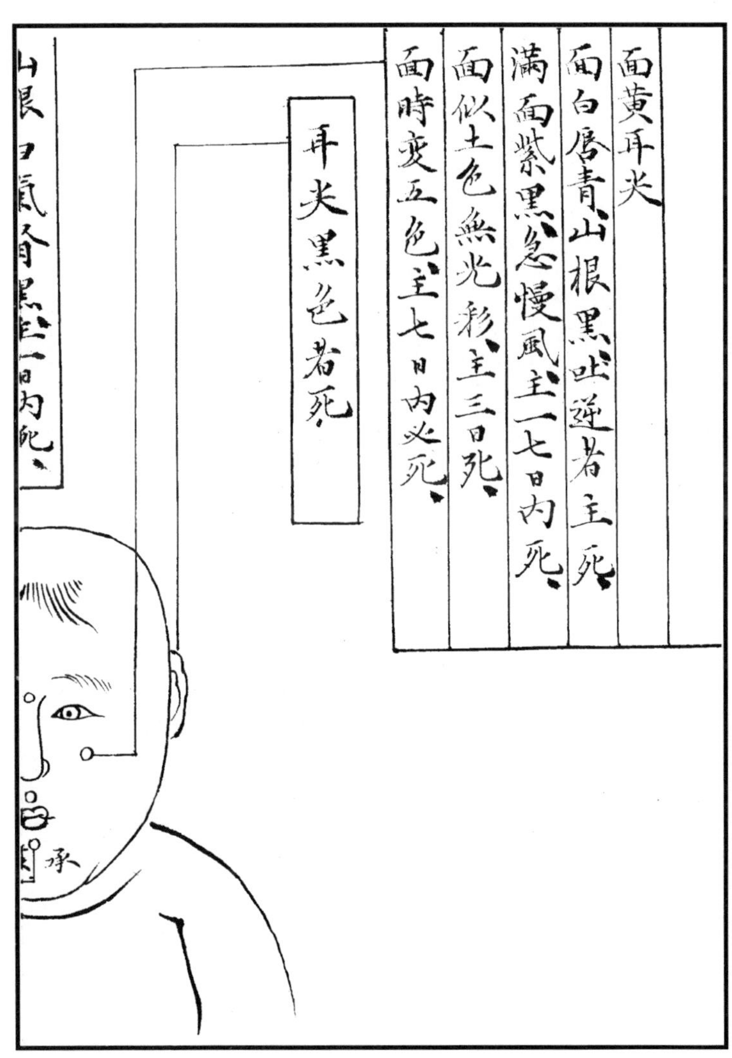
面黄耳尖
面白唇青山根黑吐逆者主死
满面紫黑急慢风主一七日内死
面似土色无光彩主三日死
面时变五色主七日内必死
耳尖黑色者死
山根口鼠胥黑主一日内死
承

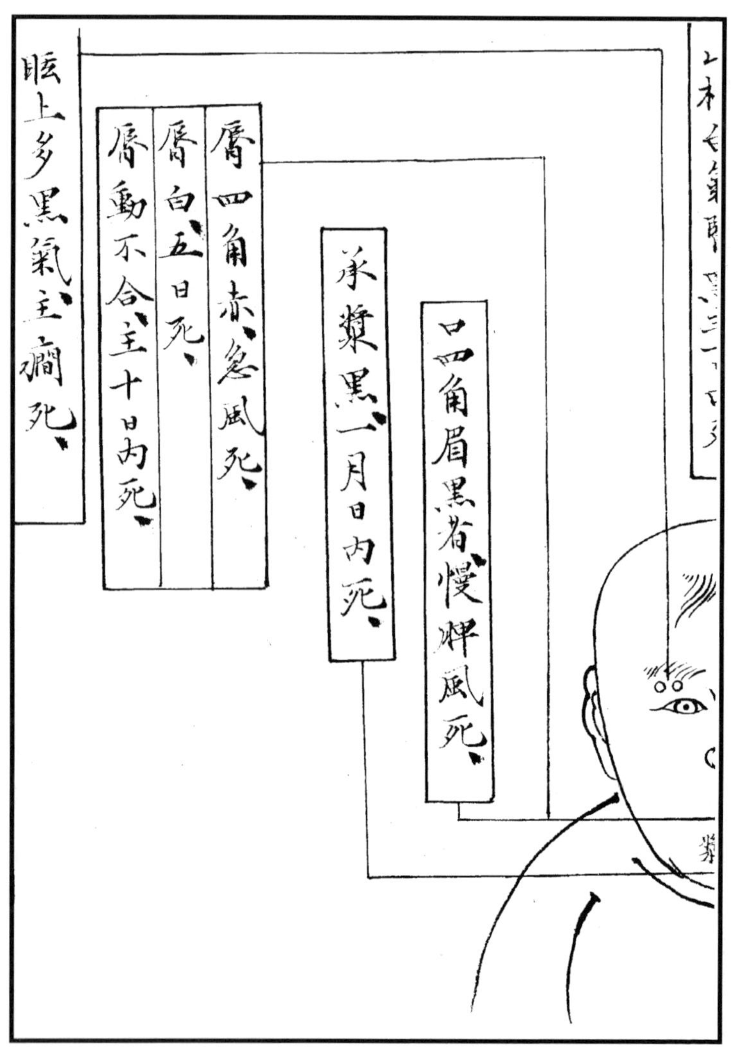
口四角眉黑者慢脾風死
承漿黑一月日內死
唇四角赤急風死
唇白五日死
唇動不合主十日內死
眩上多黑氣主癇死

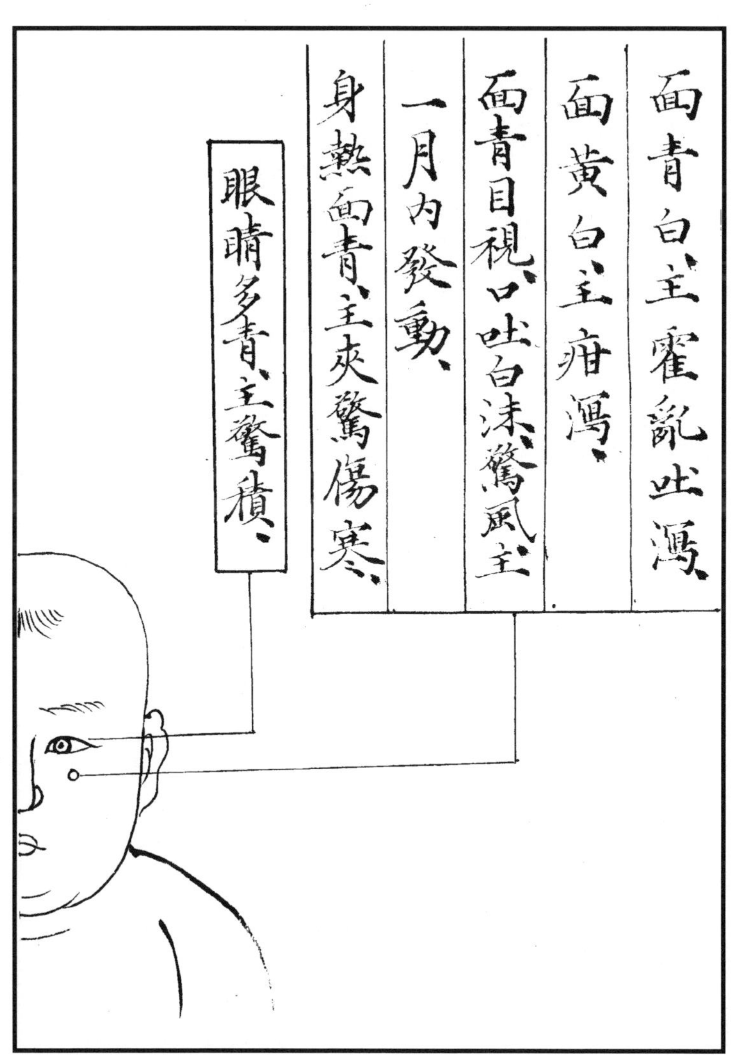
面青白、主霍亂吐瀉、
面黄白、主疳瀉、
面青目視、口吐白沫、驚風、主一月内發動、
身熱面青、主夾驚傷寒、
眼睛多青、主驚積、

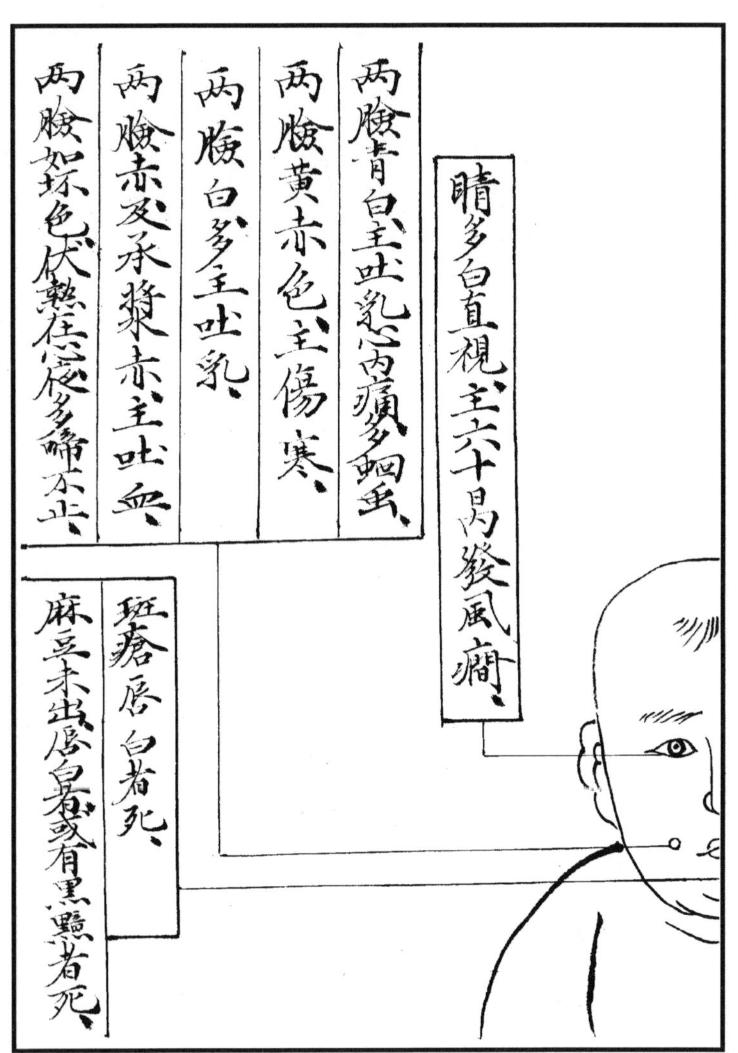

睛多白直視主六十日內發風癇
兩臉青白主吐乳心內痛多蛔虫
兩臉黃赤色主傷寒
兩臉白多主吐乳
兩臉赤及承漿赤主吐血
兩臉如坏色伏熱在心夜多啼不止
班瘡唇白者死
麻豆未出唇白者或有黑點者死

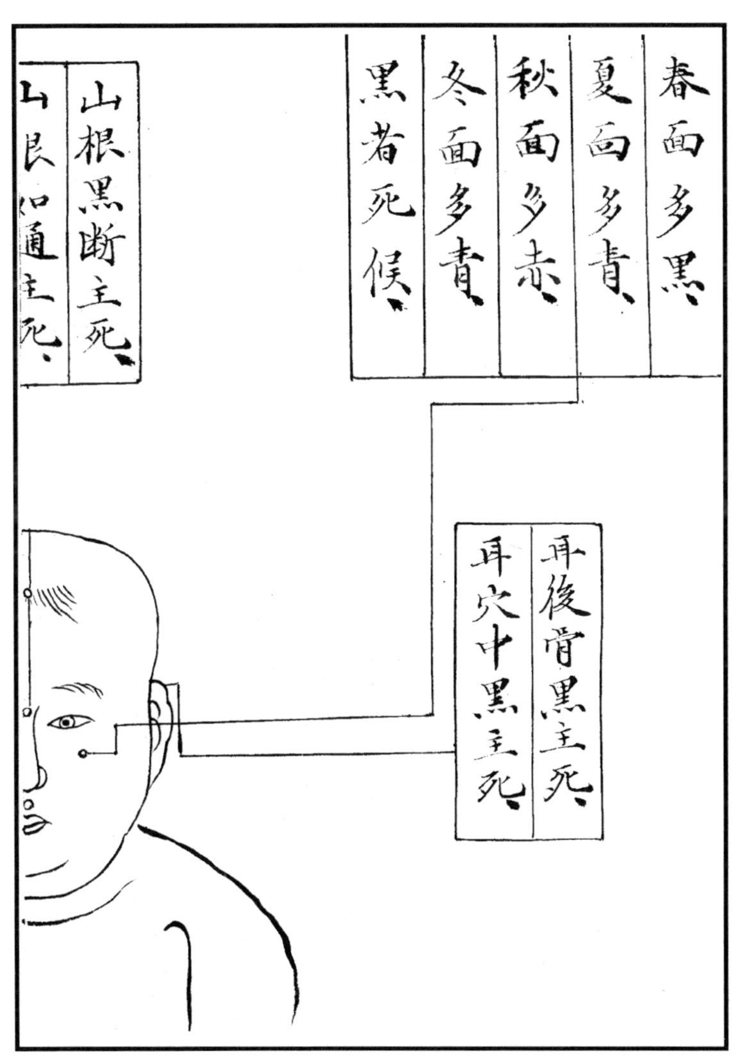
春面多黑
夏面多青
秋面多赤
冬面多青
黑若死候
山根黑断主死
山根如通主死
耳後骨黑主死
耳穴中黑主死

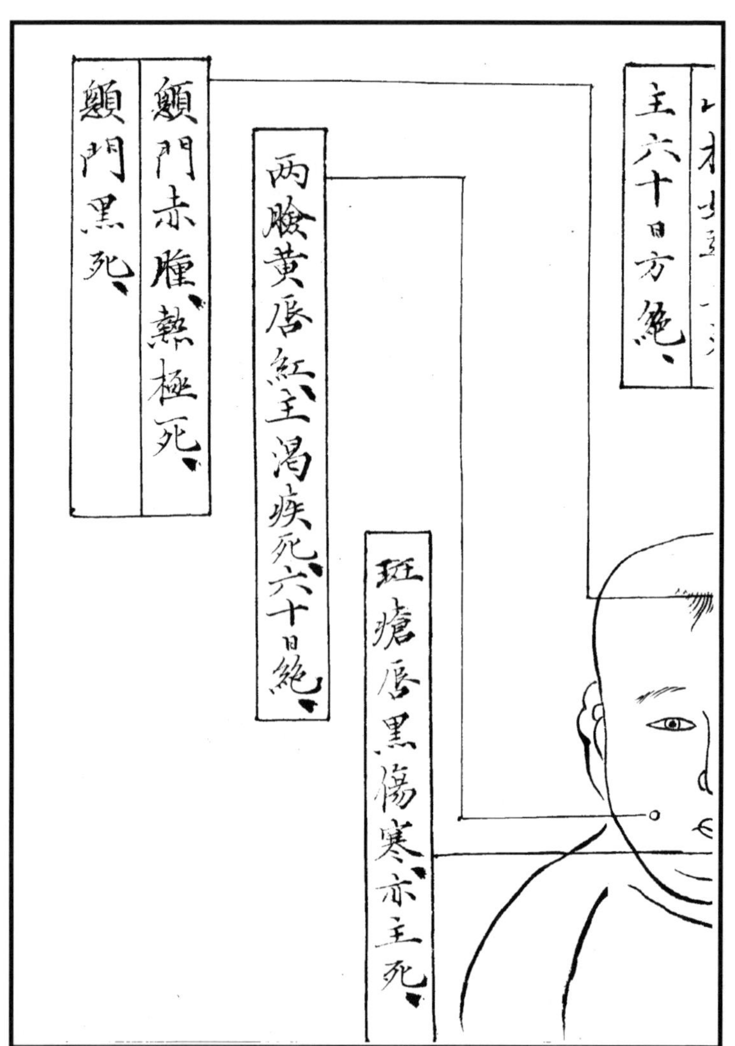
主六十日方絶
顖門赤腫、熱極死
顖門黑死
斑瘡唇黑傷寒、亦主死
兩臉黃唇紅、主渴疾死、六十日絶

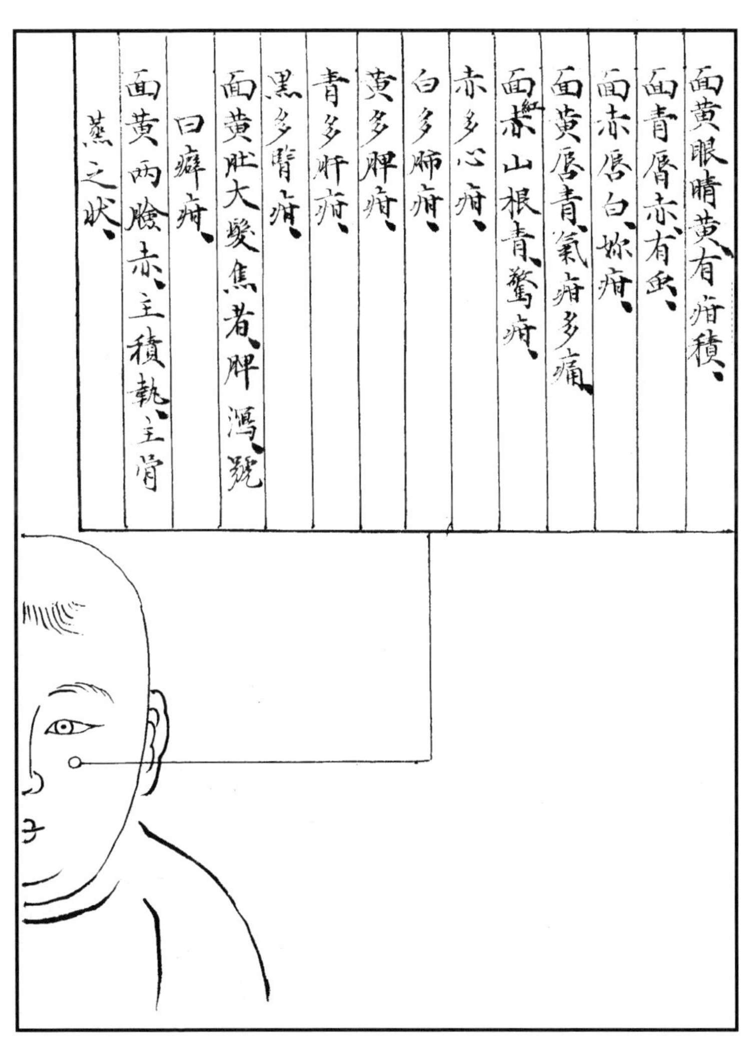

面黄眼睛黄、有疳積、
面青唇赤、有虫、
面赤唇白、妳疳、
面黄唇青、氣疳多痛、
面紅赤山根青、驚疳、
赤多心疳、
白多肺疳、
黄多脾疳、
青多肝疳、
黑多腎疳、
面黄肚大髮焦著、脾瀉、號
曰癖疳、
面黄兩臉赤、主積熱、主骨
蒸之狀、

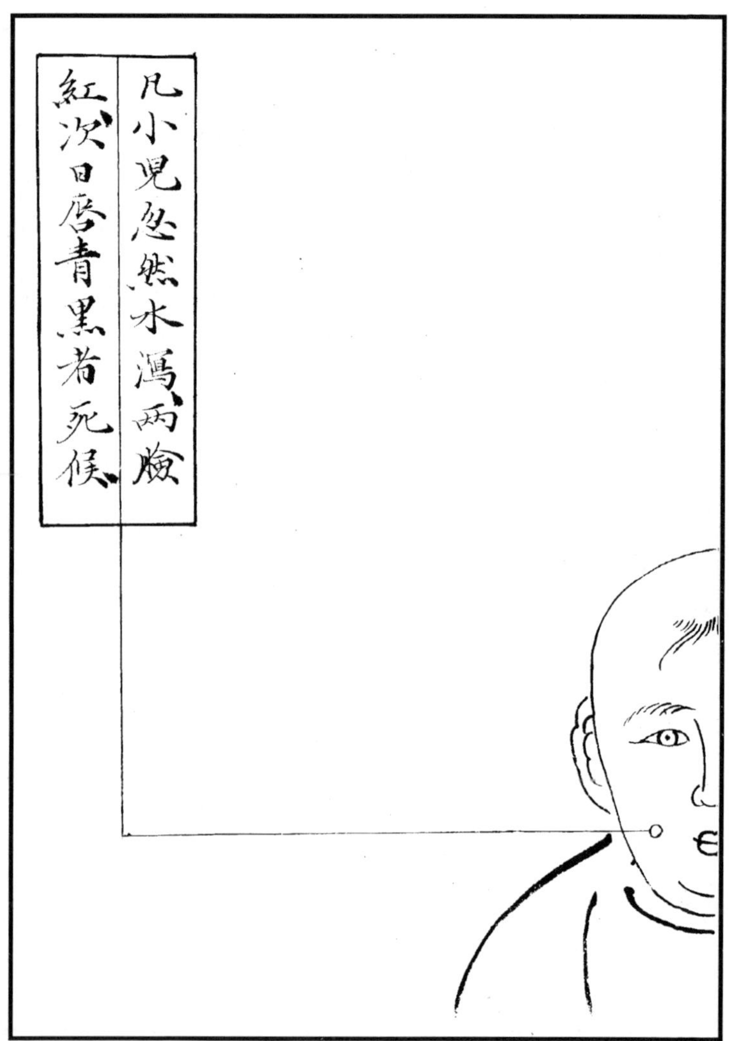
凡小兒忽然水瀉兩臉
紅次日唇青黑者死候

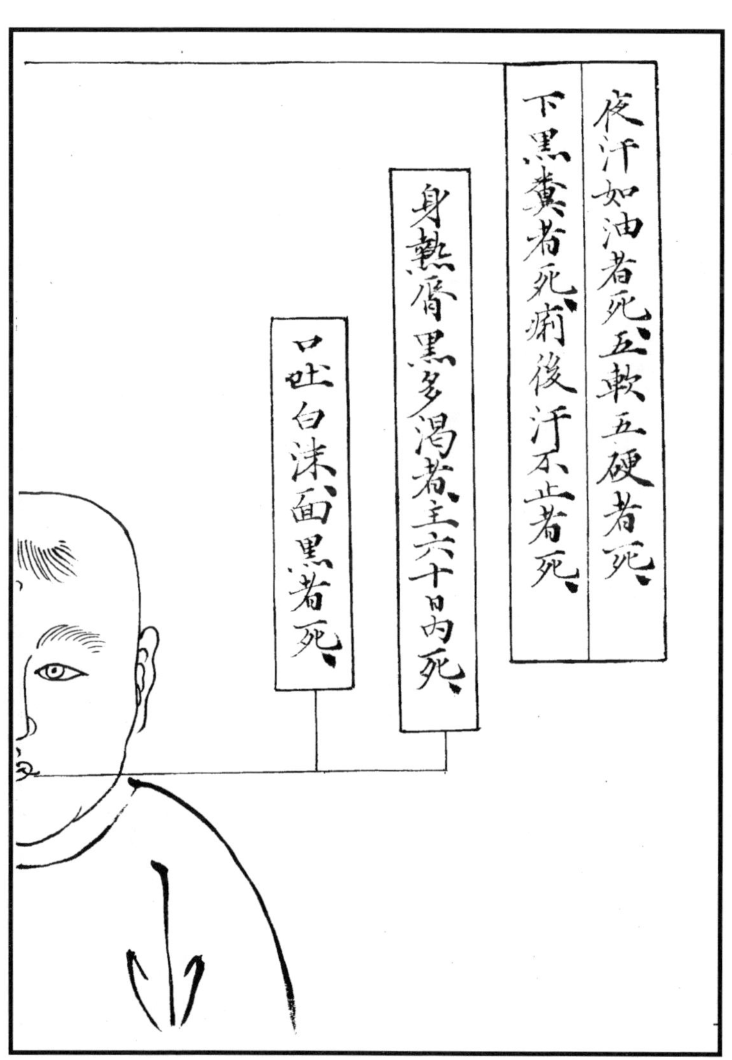
夜汗如油者死、五軟五硬者死、
下黑糞者死、痢後汗不止者死、
身熱脣黑多渴者、主六十日内死、
口吐白沫、面黑者死、

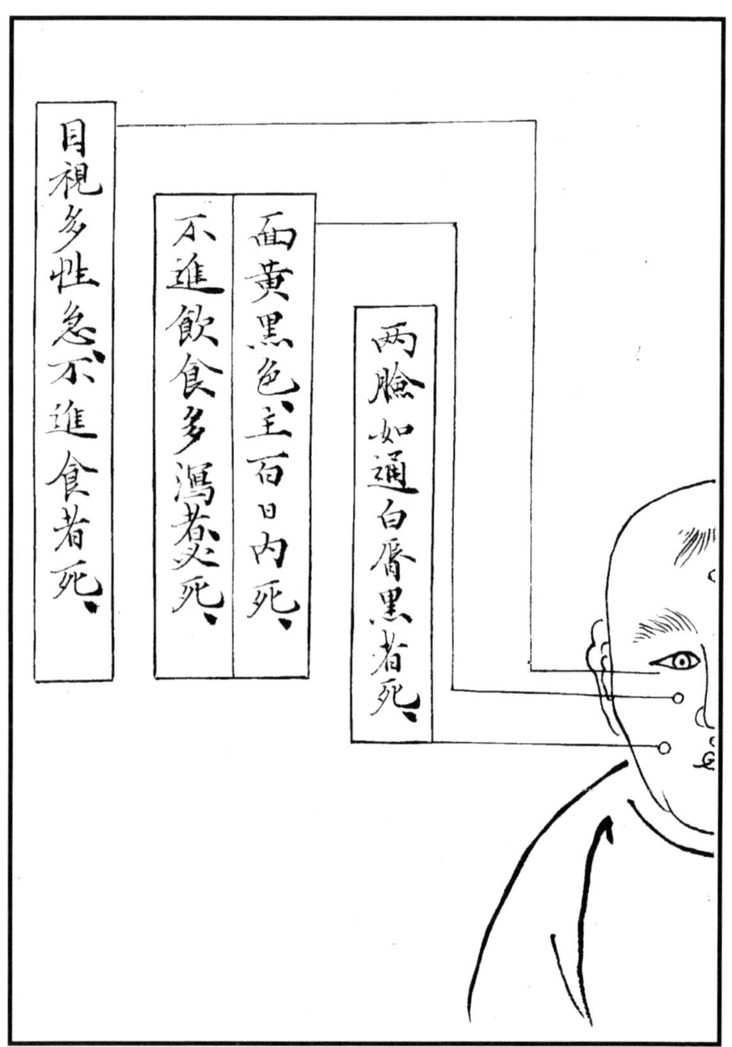
兩臉如通白唇黑者死、
面黃黑色、主百日內死、
不進飲食多瀉者死、
目視多性急、不進食者死、

患眼觀證云、虛實之狀、不拘肥瘠、繫乎氣色、有肥而氣怯、瘠而氣壯、怯則色軟、壯則色盛、由此觀之、五藏之色、皆見於面、肝青心赤肺白脾黃腎黑、雖然肝王於春、心王於夏、肺王於秋、脾王於四季、腎王於冬、設或不春不冬、有時而変面青黑、亦又非係乎肝腎也、時非四季有時而変面黃赤、亦非繫乎心脾也、時非在秋、有時而変面色白、亦非繫乎在肺也、忽然青黑者主乎痛、忽然黃赤者主乎热、忽然白色者主乎冷、此由氣有閉滯、非繫乎時也、泛常而色見於本部若、又非此論也、心肺繫乎兩臉、脾則見乎脣之四際、肝則見乎眼之四傍、腎則見乎兩鬢之際、始見於本部、又形於他位、前所謂不可一端而取也、至如脾主脣之四際、其色白、則主吐瀉、或痢病之日久忽然紫黑、此心腎之氣傳之於脾、主乎敗絶不三日而死也、眼之四傍其色青、則主驚涎閉結、微微白色交侵、則肺之剋肝、亦死候也由是推夫藏五之氣、遍行於面、不可執一而視也、患眼觀證云、小兒之病、其實若面色紅赤、凡之欲生、則或先搖頭、或白刮眼、虛若面色淡黃夾白、氣之怯則頭軟弱、眼目昏昏、又有實而氣血閉若、面色青黃、夜睡多汗、加之唇乾氣麄、脇下刺痛、晚或躁悶之、又有虛而大小便澁滯、眼遅息緩若、此脾有滑積、其形候如此、由目力觀之、切忌小兒睡起、與夫啼声方斷、此古人深戒也、凡有重病、氣色未定、則先將手候太衝、兼稱脚心、或不知病乃一絕也、又看眼色如何、果渾濁而不光彩則死矣、

患眼觀證又云、小兒生下三朝、七日面惣白色着、為胎氣不足、近不可過六十日、遠不過晬、

壽上一點青色、驚着胎氣、凡因驚後、兩眼皮上觔起赤則驚積、青則疳積、紅則風積、鼻心紅色直上、此心熱、主發癰瘡、或夜啼睡臥不穩、或熱或痢病、

兩眉心青氣起、主着撲、不然被打驚着、

眼坑下紅色起、主心驚、因人叫喚、或鷄犬驚着萬一、胃腸煩、夜或熱、

两眼尾青筋直上髮際、主肝氣怯弱、如有疾病、其筋愈青、面色愈白、主慢驚搐搦候、大腸亦冷。

唇紅面赤、主有傷壯熱、又更啼哭、必傷寒頭痛、外候用手按太陽穴、見動来抵手是也、臉青唇黑、若元有驚候、則主驚氣結痛、須發驚也、如本無驚、忽然青者、唇又乾燥、其声直叫、兆因冷物傷脾。

唇之四外淡白色、主脾虚吐瀉、及患痢、如已吐瀉、有黑色繞上唇者、必死、若患痢、重則唇

上一路乾白、
唇之四外黄、主食傷脾、
脣之四際青色淡々起着、主脾胃有涎、即發
傷寒、脾虚引起潮熱、
唇之四外赤色、主心脾发熱、氣血壅滞、或發
口瘡、
两臉上有絲紋淡紅夾赤、此因心肺发熱主
嗽、或血不潮心、梦多驚叫、睡卧不安、
眼坑下青黑色繞轉、主肝氣敗絶涎生、又两
臉上有紅絲從下直上眼尾、此心肺極熱生

丹瘡、眼睛黄色、主肺有黏積、

眼睛青色、主肺有風氣并脾氣、又白即主候、遍身黄腫如熱季、或因瀉痢、手足浮腫、若面色变動、或青或赤、耳輪冷、腹内痛、好冷水、主發疹足、

兩耳畔青黑筋横過髮際、主臍下痛、及疝腎吊也、

生下一月、或二月、面色忽微微青白、偃身着、主胎中受邪氣、

非時面赤、或壯熱、四肢煩、手足心熱、主心

熱痛，遍身虛腫，

面色青黄，頭皮光腫者，主熱瘡候，氣入四肢

皮上粟瘡，

唇口微微青黄，主肝藏風熱，及脾有滑積，或

腹痛瀉，

生下頭腫，胎氣不足，

眼澀睛赤，揉眼搯眼，面青黄多淚，主風瘡在

肝藏，

患眼觀證，小兒氣色言之难矣，在視之精熱

方知子細，全黄色中有黄而色似手點着，唇

似微白、主乎肺氣、或淡淡黄而青者、主肝脾皆虚、或有潮熱、或患瀉痢、小兒疾患、須先看脾氣、此一臟生病最多、何哉、吃物無度、冷熱無節、因而傷損、或瀉或滯或痢、以致肌肉羸瘦、往往傳變於丁奚哺露、雖二候、豈同、肚高脚細、頭髮乾枯、但丁奚若有蟲、哺露若腹高青筋、吃物不變是也。

患眼觀證辯形色、大抵氣色各隨其時而言之、至如淡々青黄脾胃虚怯而致此在春與冬末看之多患傷寒疹豆在秋於夏末觀之

多患吐瀉瘡痢蓋病有陰陽各以時候擎觸而成此則言其大槩無所出也宜常記之

又脣之上一路白主吐

脣稜上一道白及脣尖微蹇主痢

脣四際青主瀉

脣下一抹黄主傷

脣上黑色者胃氣絶必死

眼下瞼赤主睡不穩多啼哭叫

眼白及青主驚

保生論辯小兒生死形色法

两眉属木、

青色吉、　黄色主霍乱、

两眼左太阳右太阴、

黑睛黄主伤寒、　白睛黄有积、

两风池气池

青色主风候、　红色主发热、　紫色主吐逆、

印堂

红色主夜啼、　青色主溺泻、　黑色主客忤有祟、

寿上年土

青色主第二次变惊、　赤色主泻后发搐、　微黄平

山根
青色主發熱生驚　黑色及黄色甚者主死
人中
黑色主蛔虫咬心　遶入人中縮者主死
承漿地閣
黄色主霍亂　黑色主風雨驚　赤色主痢血
吐口
紅黄色平　白色肺絕　黑色遶口主死
兩顋
黑色主滯頤疾　赤色主斑瘡眼

兩頰

赤色主傷寒、 右赤色肺藏熱主生喘、

左赤色心藏熱口生瘡、

兩金匱

青色第三次驚主生死候、

兩丹前

青色主驚、 紅色主死熱、

兩太陽穴

青色第一次驚、 紅色主血淋、

兩顴

赤色主五藏皆有熱、赤色連耳入目、七日亡。

黑色遶口者、二日亡。

黑色從眉入目者、當日亡。

鼻乾黑色者、二日亡。

眉青目黄者必亡。

面黑脣紅者必亡。

着眉青脣黑不食者必亡。

莊氏家傳察小兒氣色候

凡察小兒氣色、先安定自已神色、勿令散亂、兼忌孩兒初睡起、及啼哭声未絶、並未可察

視、

面青肝病、　赤色心病、　白色肺病、

黄色脾病、　黑色腎病、

兩目青色、主肝風驚癇、

兩耳前後黑、主腎熱風虛、多啼不得睡、

兩目赤色、主肝藏積熱、

左額上有丹絲紅紋、心積熱、

右額上白色、肺邪干心、

右頷上白色、肺藏邪熱、

左頰上赤者肝熱、

右頰赤者、腎積熱、
口四畔黄如橘、脾積熱、
口四畔青色、兼有青筋、主驚、
口四畔白色、榮衛氣滯、
兩目黄、主積食不化痞悶、
人中左右兩傍黄、主胃逆、
面青愁思、客忤覺驚、
人中青者、主下痢、
面赤紅、主傷寒、
面赤頸熱清涕、傷寒疹豆瘡、

面青兩鼻下赤、主溢汗伏冷陰證、

面非時紅、或紅、或赤、変移者、主時中受邪驚、

面黃兩頰微赤、主驚病、

面青黄、鼻痒目昏者、乃病、

眼上赤色、啼叫用力、吐乳不受、手足冷者死、

眼下青色如横針者死、

黑色從着[眉]遶目者、七日死、

長沙醫者毛彬傳面部察色

黑色發於年壽、驚氣伏脾、或射乃池、肝生風逆、或連氣池大腸冷滑、印堂黑耳花黑皆死

候也、餘部皆心不調、但順榮衛別觀所定處赤色發於顴上、心藏伏熱、或連氣池、傷寒之候風池上作輪、紅驚將起、或於年壽上見赤、是心脾極熱、口內生瘡、或臉上赤胃熱、或生乾逆、或吐蛔蟲、或上衝印堂、下連顖門、皆不好也、

青色發於風池者、肝虗風疾、下連氣池、吐痢日久、或當年壽上衝印堂上下、傷寒夾驚之候、或當文武之臺入眼、慢驚風起顖門久見者、皆久積疼氣、

黄色發於顖門、脾虚疳積、年壽上黄、大腸冷、有黄到準頭脱肛、風池黄、脾風將起、氣池黄、胃弱因虫生蛔、臉堂上下黄、脾困之候、或年壽印堂黄、皆吐瀉脾虚也、黄遶金匱承漿、脾毒積痢候、

白色發人中、或如綫素之垂雪、當人中正者、初變蒸也、當風氣二池、皆肺虚欬嗽、或文武二臺上氣滞、多成積瀉、或人中直上到壽上、肺病將甚也、

面部皆青肝絶、皆赤心絶、皆黄脾絶、皆白肺

絶、皆黒腎絶、

心絶舌縮魚口、腎絶筋拘逆冷、脾絶胃逆穀不化、肺絶喘促脱肛、肝絶搐搦生涎、並死候也、

病治要法第十

唐孫真人玉闕要訣

風盛之脉、須與解之、驚熱之脉、須與利之、傷冷之脉、須與溫之、積聚之脉、一云積熱、須與下之、

或虛中有積熱、先與利熱、後與治虛、熱裏有虛、先與補虛、然後退熱、次調胃氣、即無悞矣、

患眼觀證論治病

夫驚啼者、皆因滯風熱在心、恐生其涎、必當取下、

夫驚熱但治脾驚、化心下涎、必自安也、

夫府熱者、皆傷脾胃受積、傳邪心肾、必先解邪熱、次服府藥、

夫驚瀉者、必當匀氣、

夫傷寒若、微微用湯解表裏、

夫府有五種、在意消息、

若麻豆已出、不可冷藥過多、或成瀉痢、或使毒氣不出、殺人、

若麻豆未出、則宜解之、

若霍乱皆因胃氣不順、

若三歲目忽然而閉、乃成肝府、煮肝散子服之、

凡小兒取積藥便下、勻氣湯隨之、乃不損小兒、

資疑恣

慧眼觀證又云、調治小兒之法、當須慎護胃胃氣也、緣小兒未有天癸之旺、而常依四時胃氣為本、故不病之治、不可容易損其胃氣也、胃氣一虛、病皆滋長、輕者至重、重者必死、此決然之理也、觀今醫者、不深念慮、而云小兒純陽之氣、凡有疾病、須當疎下、是以世之為醫者、執此而妄姿疎泄、因此而死斃者、不可勝紀、良可歎也、雖然疎下在乎審諦而不可过、調理小兒之要也、今夫五藏生病、自有陰陽、在藏為陰、在腑為陽、為陰者為陰邪所

誤當設

中慢驚吐瀉瘧痢之病是也、為陽者、為陽邪所中、急風傷寒疹豆之病是也、然陰陽之氣相感而動、以陽感陽、以陰感陰、陽或未動、待陰而動、陰或未動、待陽而動者有之矣、冬末春初多患傷寒疹豆、是其陽病感陽而動也、夏末秋初、多患吐瀉瘧痢、是其陰病感陰而動也、誤或冬末春初、患一驚候、與之化涎、未與之下、遷延至秋、其發則慢、是陽病積之為陰、是感陰而動也、秋末冬初患一驚候、不與下涎、至春氣之感激觸而發、是其陰病待陽而動也，由此推之，調理小兒在于肚陰陽識虛實，凡有一病，知之於未然之前，能審知實則生風，虛則氣怯，乃善矣。

聯珠論 小兒小五虛不治，謂病久而虛，五着或腫也。

手心腫，臍中腫，脚心腫，

腎陰腫，舌頭腫，

小兒五硬不治，

心硬（啼無淚），頭硬，手硬

脚硬，背硬

小兒五軟不治，

手軟　項軟　脚軟

腰軟　背軟

又歌曰、

小兒不與大人同、得病多由驚熱凡、先治心神次除熱、脉宜緊数及浮洪、

長沙醫者毛彬集入室生死候

有候小兒定脉部、左臂為肝右為肺、對面為心並曉然、脾病只看見幻睡、腎病夜間不發作忽死之候将口約、忽然出出冷頑涎、如此徒劳下良藥、声斯

血衰、昏昏不語大難醫、

少氣滿胸中也可悲、以患唇紅

醫驚　眼滿勿相窺、睛青頰赤再花黑、鬢

直鴨声怕乱啼、声乎若無紋舌須黑、鼻頭

渾黑口雙垂、昏昏只瞌不開眼、便是神仙

難救之、

幼幼新書卷第三

幼幼新書

四

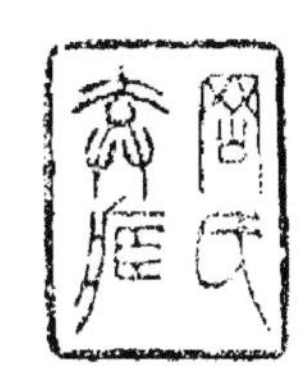

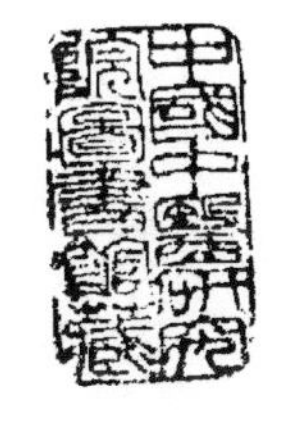

幼幼新書卷第四 形初保育 凡二十二門

小兒胎教第一

小兒初生將護法第二

擇乳母法第三 下乳吹妳附

乳兒法第四

乳母雜忌慎法第五

哺兒法第六

初哺日第七

浴兒法第八

拭兒口法第九

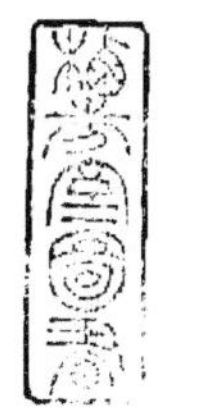

断臍法第十

灸臍法第十一

裹臍法第十二 封臍法附

甘草法第十三

黄連法第十四

韭汁法第十五

朱蜜法第十六

牛黄法第十七

汞粉法第十八

豬乳法第十九

小兒胎教第一

聖濟經原化篇扶真翼正章曰、泥在鈞、金在鎔、惟陶冶所成、子之在母、豈無待而然耶、蓋專精孕氣、大鈞賦形、有人之形、不能無人之情、彼其視聽言動、好憎欲惡、雖寘於隱默之中、而美惡特未定也、善母道者、引而發之、若為之訓迪、若為之挑達、彼將因物而遷、因形而華、有不期然而然者、故亦以賢人君子、使之知所以好德、亦以禮法度數、使之知所以制心、揚之以声音之和、則若琴瑟鐘鼓者、欲其厭足於耳、作之以剛毅之氣、則若犀象軍旅者、欲其威動於目、觀圭璧珠玉、則取大陰陽之至精、誦詩書箴誡、則取夫言語之至正、以至調心神、和情性、戒喜怒、節嗜慾、是皆因物隨感、有益於得者也、若乃人有殘癈、物有醜惡、鳥獸之有毒怪者、則欲其勿見、若形有不全、割有不正、味有異常者、則欲其勿食、是

面當作而

聖惠卷七十六

又防閑忌慎、無所不用、其至夫其在母也如此、則居然而生明智、面忠厚端莊而好德美好而壽考無足怪矣、是謂外象而內感也、昔大任之姙文王、目不視惡色、耳不聽淫声、口不出敖言、而世傳胎教者以此、聖惠論曰、至精纔遇、一氣方凝、始受胞胎、漸成形質、子在胎內、隨母聽聞、所以聖賢傳乎胎教、凡姙娠之後、纔及月餘、則須行坐端嚴、性情和樂、常處靜室、多聽美言、令人講讀詩書、陳說礼樂、翫弄珠玉、按習絲篁、耳不入其非言、目不觀

於惡事、如此則男女福壽敦厚、忠孝自全、若虧此儀則男女或多狠戾、及壽不長、斯乃聖人胎教之道、為人父母、可不行乎、

小兒初生將護法第二

聖濟經慈幼篇保衛鞠育章曰、五行孕秀、有春夏秋冬異宜者、五形有殊相也、陰陽委和、有筋骨氣血不同者、五態有殊氣也、夫始生而象沖和、均稟五行陰陽、形態潛異、蓋母氣胎育有鍼盛衰虛實、其在子也、因有剛柔勇怯之異、是以嬰兒初舉、汗穢、欲其蕩滌、不乏歟

其輔翼、冲和欲其保全、如恶血未納、拭以綿指谷而在胃腑若、吐以甘草、入而在腹中若、利以黄連汞粉、皆所以革汙穢也、啼声不發、呵臍以温之、甚若灸焫以攻之、皆所以助不足也、衛囟之天五杜風池之邪、浴之以通血脉、哺之以助穀神、皆所以養冲和也、三若保子之常法、然同為吐利、而吐利有輕重、同為灸焫、而灸焫有多寡、或先吐利、又使汙穢畢除、或先灸焫、必使疾疾不作、然後真氣自肓、彼其緩急先後之序、隨時变通、不可泥於一曲也、前世之書、執小兒氣盛之論者、不知陽中有陰、而專於吐利、執河北關中地寒之論者、不知南北之異、而專於灸焫、或以謂六歲為兒、而嬰孺之病無承援、不知榮衛血氣有生皆全也、或以謂小兒脉候多端、與老壯有殊、不知臟腑呼吸有形皆同也、通識之士、必察剛柔勇怯之所以異、視其汗穢無憚於吐利、視其虛弱無憚於灸焫、審乎五形、通以寒溫之宜、審乎五態、導以陰陽之平、病之輕重緩急、隨證以治之、不必蔽於難治也、脉之長

短遲速、因形以別之、不必拘於至數也、明乎此、則慈幼之道、其庶乎、

巢氏病源、小兒始生、肌膚未成、不可暖衣、暖衣則令筋骨緩弱、宜時見風日、若都不見風日、則令肌膚脆軟、便易損傷、皆當以故絮著衣、莫用新綿也、天和暖無風之時、令母將抱日中嬉戲、數見風日、則血凝氣剛、肌肉硬密、堪耐風寒、不致疾病、若常藏在幃帳之内、重衣溫暖、譬如陰地之草木、不見風日、軟脆不任風寒、又當薄衣、薄衣之法、當從秋習之、不

可以春夏卒減其衣、不則令中風寒、從秋習之以漸稍寒、如此則必耐寒、冬月但當著兩薄襦一複裳耳、不令忽見其寒、適當佳耳、愛而暖之、適所以害也、又當消息無令汗出、汗出則致虛損、便受風寒、晝夜寤寐皆當慎之其飲食乳哺、不能無痰癖、常當節適乳哺、若微不進、切當將護之、凡不能進乳哺則宜下之、如此則終不致寒熱也、又小兒始生、生氣尚盛、無有虛勞、微惡須則下之、所損不足言、及其愈病、則致深益、若不時下、則成大疾、疾成則难治矣、其冬月下之難將護、然有疾者、不可不下、夏月下之後、腹中常當小脹滿、故當節哺乳、將護之、數日間又哺、々之當令多少有常剂、兒稍大、食哺亦當稍增、若減少者、此是腹中已有小不調也、便當微將藥、勿復哺之、但當乳之、甚者十許日、輕者五六日、自當如常、若都不肯食哺、而但飲乳者、此是有癖為疾重、要當下之、不可不下、不下則致寒熱、或吐而發癇、或致下痢、此皆病重、不早下之所為也、則难治、先治其輕時、兒不耗損而病速除矣、小兒所以少病癇者、其母懷娠時時勞役、運動骨血則氣強、胎養盛故也、若侍御多、血氣微、胎養弱、則兒軟脆易傷、故多病癇、兒背須着帽項衣取燥、菊花為枕、枕之兒母乳兒三時摸兒項風池、若壯熱者即須熨使微汗、微汗不差、便灸兩風池及背第三椎第五椎第七椎第九椎兩邊各二壯、與風池凡為十壯、一歲兒七壯、兒大者以意節度增壯數、可至三十壯、惟風池特令多、十歲已上可百壯、小兒常須慎護風池、諺云、戒養小兒慎護風池、風池在頭項筋兩轅之邊、有病乃治之、疾微慎不欲妄針灸、亦不用輒吐下、[illegible]乃云、立夏後疾慎不欲妄針灸、亦不欲輒吐下、所以然者、針灸傷經絡、吐下動腑臟故也、但當以除熱湯浴之除熱散粉之除熱、亦膏摩之、又以臍中膏塗之令兒在涼處、勿禁水漿、常以新水洗、新生無疾、慎不可逆針灸、逆針灸則忍痛動其五脉、喜因成癇、河洛間土地多寒、兒喜病痓、其俗生兒三日、喜逆灸以妨之、又灸頰以防噤、有噤者舌下脉急、牙車解急、其土地寒、皆決舌下去血、灸頰以治噤、江東地溫無此疾、古方既傳有逆針灸之法、今人不詳南北之殊、便按方用之、多害於小兒、是以田舍小兒任自然皆得無此夭、又云春夏決定不得下小兒、所以爾者小兒腑藏之氣軟弱易虛易實、下則下焦必虛、益上焦則熱、々則增痰、痰則成病、自非當病不可下也、千金翼、聖惠、及諸家方書、皆以此為宗本、其議論畧有不同者、皆見於後、

千金論、生兒宜用其父故衣裹之、生女宜以其母故衣、皆勿用新帛為善、聖惠云、新綿絹衣、

不可令衣過厚、全嬰又於厚字下有一熱字、令兒傷皮膚、害血脉、發雜瘡而黄、兒衣綿帛、特忌厚熱、慎之慎之、

聖惠論、凡小兒一朞之内、造兒衣裳、皆須用故綿又故帛爲之、不得以綿衣蓋於頭面、冬天可以袷衣蓋頭、夏月宜用單衣、皆不得著面及乳母口鼻吹著兒顖、凡綿衣不得太厚、及用新綿、令兒壯熱、或即發癇、特宜慎之也、

聖惠論、凡兒匍匐已後、逢物即喫、妳母雖至細意、火亦不能盡覺、春夏火飲滯水冷物、至

噤當作禁

秋初便皆疾作、初則多啼不食、或好伏地、面色青黄、或時腹痛、既不解說、唯久反拗多啼、或逢水藥便喫、不可制止、或臨中驚啼、或大便秘澀、常人唯知與紅雪、鈎藤飲子、此二藥終日在口、然自不見其效、况腹中滯結已多、冷熱衝擊頗久、二藥何能排去、所以得秋氣風吹着背心脚心、便成虐痢、庸醫與冷藥、則腸滑不噤、與澀藥則氣壅不能、傷損藏腑、益令不食、遂使虚熱衝上、面黄髮焦、滯惡在内、手足如火、自然風水横溢、四肢便腫、如此將養、十無一存、但每經春夏、不問有病無病、便須與四味飲子、多不三四劑、即康強也。鄧氏附後同方見溫壯門。

嬰孺論凡兒所以風者、衣暖汗出、風因而入也。

張渙論、嬰兒生後兩滿月、即目瞳子成、能笑識人、乳母不得令生人抱之、及不令見非常之物、百晬任脈生、能反復、乳母當存節喜怒、適其寒溫、半晬尻骨已成、乳母當教兒學坐、二百日外掌骨成、乳母當教兒地上匍匐、三百日臏骨成、乳母當教兒獨立、周晬膝骨已成、乳母當教兒行步、上件並是定法、蓋世之人不能如法存節、往往抱兒過時、損傷筋骨、切宜慎之為吉、

張渙論、嬰兒冬月但當着夾衣及衲衣之類、極寒即漸加以舊綿、人家多愛子、乃以綿衣過厚、適所以為害也、

張渙論、嬰兒須看稟受南北之殊用藥、蓋地土寒溫不同、此古人之最為慎也、

嬰童寶鑑論、孩子春勿覆頂裹足、致陽氣亡

出故、多發熱、衣物夜露、多生天癘、三歲之中勿太飽、勿大飢、臥須覆肚、食須飲水漿、若能如此者、則于少患而無夭傷矣、

萬全方論、田舍婦人産育、皆不知小兒初生將護之法、所養有絶無他疾者、譬之凡草凡木、生於深山大澤之中、容易合抱、至於奇材異果、縱加培壅、間有不秀實者、此豈貴賤之理有異哉、蓋天之於物、出於自然、古人亦云、小兒始生肌肉木（當未）成、不可暖衣、即令筋骨緩弱、宜見風日、若都不見風日、即令肌膚脆軟、

使易傷損、皆以絮著衣内、勿用新綿。天氣和暖無風之時、令乳母抱兒、日中嬉戲、數見風日、即血凝氣剛、肌肉硬密、堪耐風寒、以田舍小兒較之、此説尤長、

顱顖經、治小兒初生、日與平和飲子、

人參　茯苓　甘草炙

升麻已上各一分、

右以水一白盞、煎至一合半已來、時時與之乳、母忌油膩、滿月及百晬已來、加之、臨時冷加白朮、熱加消、各半錢、

海藥搜仙傳小兒方

右燒降眞香、或引鶴降醮星辰燒此香、甚為第一度籙、燒之功力極驗、小兒帶之、能辟邪惡之氣也、

別說小兒方

右柳絮帖灸瘡良、飛入浴水、於陰暗處為浮萍、當以器盛水、置絮其中、數日覆之即成、又多積可以捍作氈、以代羊毛、極柔軟、宜與小兒臥益佳、以性涼也、

本草小兒方

右白油麻與乳母食、其孩子永不病生、若久熱可作飲汁服之、停久者發霍乱客食抽人肌肉、

必要指迷、嬰兒初生三日、乃令母服順氣藥、及煎人參湯方、

右用人參甘草煎湯與母服隨嬭乳下與嬰兒飲、先洗盡胎腸惡物、如母服藥乃須温暖味、不可冷熱相反、則令兒有病生、又凡嬰兒初生、嘗以匀氣湯散服一七日外、但服無慮、

千金灸法、凡新生兒七日以上、周年以還灸不過七壯、炷如雀屎大、

擇乳母法第三 下乳吹妳附

千金論乳母者、其二氣爲乳汁也、五情善惡、悉是血氣所生也、其乳兒者、皆宜慎於喜怒、夫乳母形色所宜、其候甚多、不可求備、但取不胡臭癭瘻氣嗽瘑疥癡癃白禿癧瘍瀋脣耳聾齆鼻癲癎、無此等疾者、便可飲兒也、師見其故灸瘢、便知其先疾之源也、

千金治乳無汁方、

石鐘乳四兩　漏芦三兩　通草

菰𧂭根各五兩　甘草一兩炙方下用、

右五味㕮咀、以水一斗、煮取三升、分三服

一云用菰𧂭實一枚、

千金又方、

又取猪蹄二具麁切、以水二斗、煮熟得五

六升汁飲之、不出更作、

千金又方

猪蹄二枚、熟炙椎碎、　通草八兩細切

右二味、以清酒一斗浸之、稍々飲盡、不出

更作、外臺、猪蹄不炙、以水一斗、煮取四升入酒四升、更煮飲之佳、

千金又方

右菰蔞根切一升、酒四升、煮三沸、去滓分三服、

千金又方

右菰蔞取子尚青色大者一枚、熬搗、以白酒一斗、煮取四升、去滓、溫服一升、日黄色小者用二枚亦好、

千金又方

石鍾乳　通草各一两　漏蘆半两

桂心　甘草炙　菝葜根各六銖

右六味治下篩、酒服方寸匕、日三、最驗、

千金又方

石鍾乳　漏蘆各二兩

右二味治下篩、飲服方寸匕、即下、

千金又方

右燒鯉魚頭末、酒服三指撮、

千金又方

右燒死鼠作屑、酒服方寸匕、日三、立下、勿令知、

千金又方、

右用土瓜根治下篩、服半錢七、日三、乳如流水、

千金翼、治婦人乳無汁、鍾乳湯方、

鍾乳　白石脂　消石各一分

通草　生桔梗各半兩

右五味㕮咀、以水五升、煮三上叁下、餘一升去滓、内消石令洋絞服、無多少、若小兒不能乳、大人嗍之、

千金翼、治婦人乳無汁、漏蘆湯方、

漏芦　通草各二兩　鍾乳一兩

黍米一升

右四味㕮咀、黍米宿漬、揩撻取汁三升、煮藥三沸、去滓飲之、日三服、

千金翼治婦人下乳汁、鯽魚湯方

鯽魚長七寸　猪肪半斤　漏芦

鍾乳各二兩

右四味㕮咀藥切猪脂魚不須洗、清酒一升二升、合煮魚、燃藥成去滓、適寒温、分五服、即乳下量飲、其間相去須臾一飲、令藥

力相及、

千金翼又方

通草　　　鍾乳　　　菰𧃏實

漏芦各三两

右四味㕮咀、以水一斗、煑取三升、去滓、飲一升、日三服、

千金翼又方、

通草　　　鍾乳各四两

右二味切、以酒五升、漬一宿、明旦煑沸去滓、服一升、日三服、夏冷服、冬温服之、

千金翼又方、

右用石膏四兩碎、以水二升、煮三沸、稍々服、一日令盡、

千金翼又方、

右用鬼箭五兩切、以水六升、煮取四升、一服八合、日三服、亦可燒灰水服方寸七匕、

千金翼治婦人乳無汁、鼠肉臛方、

鼠肉五兩　羊肉四兩　麞肉半斤

右三味作臛、勿令疾者知之、

千金翼治婦人産後下乳、鮑魚大麻子羮方、

鮑魚肉三斤 麻子仁一升

右二味，與鹽豉葱作羹，任意食之。

千金翼又方。

通草 鍾乳

右二味等分，擣篩作麵粥，服方寸七匕，日三服。百日後可魚養兩兒。通草橫心白者是，勿取羊桃根色黄者無益。

千金翼又方。

麥門冬去心 鍾乳

埋石

右四味等分擣篩、空腹酒服方寸匕、日三服、

千金翼又方、

漏蘆三分　鍾乳　菝葜根各五分

蠐螬三合

右四味擣篩、先食糖水服方寸匕、日三服、

千金翼又方、

菝葜根三兩　鍾乳四兩　漏蘆

滑石　通草各二兩　白頭翁一兩

右六味、擣篩為散、酒服方寸匕、日再服、

千金翼又方：

鍾乳　通草各五分　雲母二兩半

甘草一兩，炙　屋上敗草二把，燒作灰

右五味，擣篩為散，食後以溫漏芦水服方寸七，日三服，乳下為度。

千金翼又方：

麥門冬去心　鍾乳　通草

理石　乾地黃　土瓜根

蠐螬並等分

七味，擣篩為散，食後酒服方寸七，日三服。

張氏家傳通奶方、

右以木通爲散、葱酒調下、

張氏家傳黄金散、治婦人一切奶疾、中年若爲胃虚血衰所致、年少若多因産後卧失將息、喜怒食物所致、或因小兒食乳吹嘔令痛痒無時、未破若曰癰、既破若曰漏、甚非小疾、若誤用藥、便成大患、急須治之方、

右用陳橘皮、不以多少、湯浸洗揀淨、用黄明者、於新瓦上、慢々磨去白令薄、後用水淨洗漉乾切細、用麥麸拌和、入銚子内炒、

火須文武火、候香熟黃色、於地上攤出火毒、篩去麩、碾為細末、入好麝少許、以薄紙裹於男子懷中帖一復時、童男尤佳、每服二錢至三錢、無灰酒調下、就患處一壁卧令睡、良久再一服、候燥痒生瘾疹便散、破者便合、極患者不過三服、

乳兒法第四

顱顖經、孩子或夏中熱時、因乳母沐浴、多使冷水、妳得冷氣血脉皆伏、見孩子氣未定、使與妳、使孩子多胃毒、及赤白兩般惡痢、此乃

是妳母之遍也、凡浴後可令定息、良久候氣定、熟揉與之、即令無患、

千金論、凡乳兒不欲太飽、飽則嘔吐、每候兒吐者、乳太飽也、以空乳乳之、即消日四乳兒若臍未愈、乳兒太飽、令風中臍也、夏不去熱乳、令兒嘔逆、冬不去寒乳、令兒欬痢、母新房以乳兒、令兒羸瘦交脛不能行、母有熱以乳兒、（千金翼云、母患熱以乳兒、）令變黄不能食、母怒以乳兒、令喜驚發氣疝、又令上氣癲狂、母新吐下以乳兒、令虛羸、母醉以乳兒、令身熱腹滿、凡乳

母乳兒、當先極挼散其熱氣、勿令汁奔出、令兒噎、輒奪其乳令得息、息以復乳之、如是十返五返、視兒飢飽節度、知一日中幾乳、而足以為常、又常捉去宿乳、兒若臥、乳母當以臂枕之、令乳與兒頭平、乃乳之、令兒不噎、母欲寐則奪其乳、恐填口鼻、又不知飢飽也、

聖惠論、凡為乳母、皆以節度、如不禁是、即令孩子百病並生、如是自曉攝調、可致孩子無疾長壽、是以春夏切不得衝熱哺孩子、必發熱疳、并嘔逆、秋冬勿以冷乳哺孩子、必令腹

腹羸瘦、乳母嗔怒次不得哺、孩子必患狂邪乳母醉後不得哺、孩子必患驚癎天瘹急風等病、如母有娠不得哺、孩子必患胎黄、及脊疳、乳母有疾不得哺、孩子必患癲癎風病、乳母吐後不得哺、孩子必合嘔逆羸瘦、乳母傷飽不得哺、孩子必致多熱喘急、諸書並取此二書以為説、別無異論、

嬰孺云、凡兒生一日至七日、取乳一合、分作三服、二十日至三十日、以三合為三服、生八日至十五日、取一合半為三服、生三十日至

四十日，以至五合為三服，生十六日至二十日，取二合為三服，四十日已上，方法準此為率，節級加減。

嬰童寶鑑云，凡乳母飲酒淫泆，勿飼兒乳，令發霍不治。

錢乙烏藥散，治乳母冷丸不和，及心腹時痛或水瀉，或乳不好。

天台烏藥　香附子破用白者　高良姜

赤芍藥各等分

右為末，每服一大錢，水一盞，同煎六分，溫

服、如心腹疼痛、入酒煎、水瀉米飲調下、無時、

莊氏家治傳、乳母体熱、令小兒黄瘦、姜黄散方、

姜黄　人参去芦頭　陳橘皮

右件、等分為粗末、每服一錢、水一盞、煎至六分、去滓温服、日只一服、

乳母雜忌慎法第五

聖濟經慈幼篇乳哺襁褓章曰、人之初生、胃氣未固、膚革未成、乳飲易傷、風邪易入、乳哺

欲其有節、襁褓欲其有宜、則達其飢飽、察其強弱、適其穠薄、循其寒燠者、蓋有道矣、是以論乳者夏不欲熱、熱則致嘔逆、冬不欲寒、寒則欬致痢、毋不欲怒、怒則令上氣顛狂、毋不欲醉、醉則令身熱腹滿、毋方吐下而乳、則致虛羸、毋有積熱而乳、則變黃不能食、新房而乳、則瘦悴交脛不能行、論襁褓若衣欲旧帛、綿欲故絮、非惟惡於新燠也、亦資父母之餘氣、以致養焉、重衣溫厚、帏帳周密、則減損之、苟為不然、傷皮膚、害血脈、瘡瘍發黃、是生多疾、皆不可、不察也、然論乳者、又有用哺之法、蓋哺所以賴穀氣也、始生三日用飲、過三日用哺、哺之多少、量日以為則、如是則五藏得所養、而胃氣壯矣、論襁褓者、又有去寒就溫之法、方大和無風之時、攜持保抱、嬉戲日中、如是則血凝氣剛、骨骼成就、觀夫陰地草咀、以其不歷風日、故盛夏柔脆、未秋摧落、而鮮克有立、況於人乎、聖人論食飲有節、起居有常、矧嬰兒者、其肉脆、其血少、其氣弱、乳哺襁褓、屬可忽諸、

顱顖經、師巫燒錢乳母須預祝之、勿令着水
噴兒、皆令驚熱入心、轉成患害、切細慎之
葛氏肘後小兒新生十歲衣破不可露、慎之
慎之、大方具說其事畏烏獲烏取兒、
聖惠論、乳母忌食諸豆及醬熱麵韭蒜蘿蔔
等、可與宿蔬羊肉鹿肉野雞鴈鴨鯽魚韮葱
蔓菁萵苣菠薐青麥莒蓮冬瓜芋食、若兒患
痢、即不得食羊肉及魚、又不得油膩手捌裹
及抱兒、又不得以火灸襁褓熱、時使與兒着、
令孩子染熱病、始終須慎、大底冬中、切宜戒

之、若天大寒、以火炙衣被、且抛向地上良久熱稜之、冷暖得所、即與孩子襁之無妨、如乳母有夫、不能謹卓者切須防備、儻新有過犯、氣息未定、便即乳兒者、必能殺兒、未滿月內、所驅使人、亦不得令有所犯到於兒前、惡氣觸兒、兒若得疾、必難救療也、

哺兒法第六

葛氏肘後、小兒新生三日、應開腹助穀神、碎。米濃作汁飲如乳酪、與兒大豆許、數令嚥之頻與三豆許、三七日可與哺、慎不得取次與

雜藥紅雪少少得也、千金亦有此說、又云、止日三與之、滿七日可與哺也、

千金云、兒生十日、始哺如棗核、二十日倍之、五十日如彈丸、圣惠云、二十日、百日如棗、若乳汁少不得從此法、當用意小增之、若三十日而哺者、令兒無疾、兒哺早者、兒不勝穀氣、令生病、頭面身体喜生瘡、愈而後發、令兒尫弱難養、三十日後、雖哺勿多、若不嗜食、勿強與之、強與之不消、復生病疾、哺乳不進者、腹中皆有痰癖也、當以四物紫丸微下之、方見變蒸門、節哺

乳數日、便自愈、小兒微寒熱、亦當兒利之、要
當下之、然後乃差、
千金翼、凡小兒不能哺乳、當服此丸下之、
千金翼、小兒生滿三十日、乃當哺之、若早哺
之、兒不勝穀氣、令兒多肉耗、
姚和衆云、小孩初生七日、助穀神以導達腸
胃、研粟米煮粥飲、厚薄如乳、每日研與半粟
穀
嬰孺論云、嬰兒二十日乃哺、令兒無病、兒早
哺而多頭面身体生瘡、愈則復發、令兒尪弱

難養也、又孫氏翼云、生滿三日乃當哺、若不勝穀氣、令兒病、若不嗜食、勿強與之、與之則不消成病、而乳不進、令腹中有痰癖也、當以四物雙丸微下之、即乳、數日自愈、

嬰童寶鑑云、小兒五十日可哺、哺如棗核許、百日加之、如彈丸、早晩二哺、其後更抱於膺、可（下）澡浴、當風解衣、哭未斷而乳、冒冷而哺、又不可在神佛前及驢馬之畔、各房異戶之親諸色物器、並石（不）可觸犯、切宜慎之、犯之即害子性命、乃為驚癇、經云、末（未）三歲、勿食雞肉子、

腹中生蟲、

錢乙云、小兒多因愛惜過當、往三兩歲、猶未與飲食致脾胃虛弱、平生多病、自半年以後宜煎陳米稀粥、取粥面時時與之、十月以後、漸與稠粥爛飯、以助中氣、自然易養少病、惟忌生冷油膩甜物等、

初哺日第七

外臺崔氏初哺兒良日、

以平之成日大吉、其哺不得令鹹、

外臺崔氏又方、

寅丑辰巳酉日良、

外臺崔氏、又方、

男戊巳日不得哺、女丙丁日不得哺、

嬰孺、哺兒初吉日、

壬寅壬辰巳酉日吉、

浴兒法第八

千金論、凡浴小兒湯、極須令冷熱調和、冷熱失所令兒驚、亦致五藏疾也、凡兒冬不可以浴、浴久則傷寒、夏不可以浴、浴以則傷熱、數浴背冷則發癎、若不浴、又令兒毛落、新生浴兒著以豬膽一枚取汁投湯中以浴兒終身不患瘡疥勿以雜水浴之兒生三日宜用桃根湯浴桃根李根梅根各三兩枝亦得㕮咀之以水三斗煮二十沸去滓浴兒良去不祥令兒終身無瘡疥浴小兒驚辟惡氣以金虎湯浴金一斤虎頭骨一枚以水三斗煑為湯浴但須浴即煮用之

外臺崔氏又浴兒虎頭骨湯主辟除惡氣兼令兒不驚不患諸瘡疥方

虎頭骨五大兩无頭身骨亦得碎　苦參四兩

白芷三兩、嬰孺集、以為五兩、

右三味切、以水一斗、煮為湯、内豬膽汁少許、適寒温、以浴兒良、

本草注、主小兒身熱、食不生肌方、

右楮栗可作浴湯、又主惡瘡生肉、

簡要濟衆、新生小兒浴方、

右以益母草一大把剉、水一斗、煎十沸、温浴而不生瘡疥、益母草、茺蔚苗也、俗名鬱臭、

子母秘録、小兒辟惡氣、

右以水煮虎皮骨湯浴兒、數數作、

食療方、小兒初生、取虎骨煎湯浴、其孩子長大無病、

斗門方浴小兒胎穢、

白殭蠶　黑牽牛　細辛

右等分為末、如澡豆用之良、

元和紀用經、慶浴吉慶法、謂三日五日或七日洗兒也、當取寅卯酉日為大吉良、宜避壬午丁未並凶、癸巳亦凶、令不能合上三日者、但勿犯下三日凶惡之日、皆平安浴法、

聖惠、治新生兒卒寒熱不能服藥、宜用莽草

湯浴方、

莽草　丹參　蛇床子

桂心　菖蒲各一兩

右件藥剉碎、以水五升、煮一二十沸、去滓、適寒温以浴之、避風、

聖惠浴兒、辟温惡氣、療百病、去皮、膚沙粟方、

桃根　梅根　李根各乙把

細辛　蛇床子各乙兩

右件藥都剉、以水二斗、煎至一斗、澄濾、候冷暖得所、浴兒佳、

聖惠浴小兒壯熱浴方。

右以李子葉切半升，用水一斗，煎至七升，去滓，看冷暖得所浴之。

聖惠又方

白芷二兩　苦參三兩

右都剉，以水一斗，煎至七升，去滓，加少鹽，又入少漿水浴之，浴了以粉傅之，即不畏風，又大引散諸風也。

嬰孺，治兒生一月至五月，乍寒乍熱，柳枝湯浴方。

右以柳枝不限多少、煮湯浴之、若渴取冬瓜汁飲之、

嬰孺、凡常浴兒、不療病、只取桃柳心各七箇、芥水少許、清漿水鹽各少許、浴之、大良、浴了以粉粉之、不怕風、又散氣除邪、惟不用頻浴、頻浴引冷而發癇、

嬰童寶鑑、諸小兒浴法、凡浴湯用豬膽、則瘡疥不生、用金銀虎頭骨麝香丹砂煎湯、則辟惡氣客忤驚癇、用李葉桃葉楮葉梅葉根等煎湯、則解体熱溫壯之患、

嬰童寶鑑、湯浴方、

金銀　虎頭骨　桃奴

丹砂　雄黃

右煎浴兒、退驚辟邪氣、煎湯沐髮、則令潤黑無垢、

嬰童寶鑑、煎湯浴兒退熱、

蒴藋　葱　胡麻葉

白芷　藁本　蛇麻子

麻當作床

嬰童寶鑑、煎湯浴兒退風、

猪膽　苦參　防已

黄連　甘草　白及
藁本　杉　栢
楓葉
嬰童宝鑑、煎湯浴児治瘡、
大麻仁　零陵香　丁香
桑椹　藁本
荘氏家傳、浴小児五根湯、
桃根　柳根　楝根
桑根　槐根
右等分剉、或各以枝亦得、加豉為湯、浴児

妙、仍以光粉和蚌粉撲身、辟邪去

莊氏家傳云、尋常浴湯、煎熟入少許清漿水鹽一捻、浴訖、以粉摩既、不畏風、又散引諸藥、

拭兒口法第九

千金論曰、小兒初生、先以綿裹指拭兒口中及舌上青泥惡血、此謂之玉衡、一作銜若不急拭、啼声一發、即入腹成百病矣、千金翼云、成痞病死、

聖惠論、凡兒初飲乳後、以髮纏指、沾清水點拭了、看齒根上有黃筋兩條、便以葦刀子割

断熟猪乳便差、如兒口難開、但先熟猪乳自開、

小兒集驗方云、小兒初生、每日以井華水、或微温水、將潔静旧軟帕子、裹乳母手指、蘸水擦拭小兒口中、因而揩舌及兩頰、令稍寬舒、即不生口噤積熱風疾等病、京畿與山東人多能之、謂之揩兒口、拭畢仍用少研細入竈着乾坯子烟脂塗口中、令兒美乳食、

小兒集驗方云、東平有一老嫗、善與小兒拭

断當作斷

口、使不生鍊銀云、小兒上下骨、與齒断相連處皆有一筋牽引、若上骨筋緊、即生上煉、下骨筋緊、即生下煉、上煉生瘡滿頭或生眉間如有癬狀、瘙痒不以時、復流出黄汁、汁至處又生瘡、若下煉則起腰背、漸至四肢、亦如癬狀、亦瘙痒、黄汁不已、若疾盛不治、或頭面上下相通、累年不較、又咬折或成大疾、惟是每日平晨取温水一盞、令其乳母以故軟潔静帕子、包手第一指、蘸温水、拭兒口水中渲下、又拭又揩、使兒口

趹當作趺

中淨，又捺上下筋，令寬舒，即小兒自美乳食，諸疾不生，亦云永無煉銀，惟使筋寬舒，是法京畿見小兒失捺，變為口噤，不喫妳，或不解捺而生煉銀者，不可勝數。

斷臍法第十

千金論曰：凡斷臍不得以刀子割之，須令人隔單衣物咬斷，兼以暖氣呵七遍，然後纏結所留臍帶，令至兒足趹上，短則中寒，令兒腹中不調，常下痢，若先斷臍，然後浴者，則臍中水，臍中水則發腹痛，其臍斷訖，連臍帶中多有蟲、宜急剔撥去之、不爾入兒腹成疾、斷兒臍着、當令長六寸、長則傷肌、短則傷藏、若不以時斷及挼汁不盡、則令暖氣漸微、即自生寒、令兒臍。千金翼聖惠、與古未方書斷臍語皆同、

嬰童寶鑑論、小兒斷臍云、凡小兒生下、可先浴而後斷臍、及可以衣襯而口齧之、不然則刀斷、如刀斷着、則以剪刀先於懷中厭令暖方用、又斷之則臍帶不可令長、只如子足長短、短即中寒而傷藏、長即傷膚、先斷而後洗、即令水入臍中、孩子多天瘹痛苦啼叫面青

黑、為中水患也、臍若短、即腹中不調、常下痢、中有寒之患、其臍不可傷動、傷動即令久不乾、如不乾即傷外风、傷外风即口噤、小兒不可救也、

秘要指迷論曰、嬰兒初生、剪去臍帶、切令剪刀暖、不可傷冷、及外风所侵、

莊氏家傳烙臍丸、

豆豉　黄蠟各一分　麝香少許

右同擣令爛熟、捻作餅子、斷臍訖、安臍上、灸三壯、艾炷如小麥大、若不啼、灸至五七

壯、灸了以封臍散封之、不得濕着、恐令臍腫、封臍散方在裹臍門中、

灸臍法第十一

聖惠云、小兒生下一宿、抱近明無風處、看臍上有赤脉直上者、當時於脉盡頭灸三壯、赤散無患矣、

湖南檢法王時發傳、吾家雖大族、獨有本房兒女、自來少虛弱腹痛下痢之人、往往氣壯無病、蓋數世以來、男女初生、方斷臍時、於所留臍帶上、常當灸處灸、大艾炷三十餘壯、所

以強盛如此、

裹臍法第十二 封臍法附

千金論、凡裹臍法、椎治白練令柔軟、方四寸新綿厚半寸、與帛等、合之調其緩急、急則令兒吐哯、兒生二十日、乃解視臍、若十許日、兒怒啼似衣中有刺者、此或臍燥還刺其腹、當解之易衣、更裹裹臍時、閉戶下帳燃火、令帳中溫暖、換衣亦然、仍以溫粉粉之、此謂冬時寒也、若臍不愈、燒絳帛末粉之、若过一月、臍有汁不愈、燒蝦蟆灰粉之、日三四度、千金翼云、燒蝦蟆灰治末粉臍中、又云、若臍未愈、乳兒太飽、令兒風臍也、若臍中水及中冷、則令兒腹絞痛夭糾啼呼、面目青黑、此是中水之過、當炙粉絮以熨之、不時治護、臍至腫者、當隨輕重、重者便灸之、乃可至八九十壯、輕者臍不大腫、但出汁、時時啼呼者、擣當歸末、和胡粉傳之、炙絮日熨之、至百日愈、以啼呼止為候、若兒糞青者冷也、與臍中水同、諸方書法皆同、稍不同者、見於後、

嬰孺裹臍法、當搥白布令軟、方四寸、新綿原半寸、與布等合之、穿中央、臍貫孔中、於表辟

之、後以絮裹在上帯之、餘説皆同、

張渙、嬰兒初生斷臍之後、宣〔宜〕看熟艾厚裹炭護、若乳母不　或因洗浴、水入臍中、或兒尿在裓袍之内、濕氣傷於臍中、或觧脱風冷邪氣所乘、令兒臍腫、多啼不能哺乳、即成臍風、先宜急用裹臍法、封臍散方、

好川當帰（半兩、洗焙乾、）　天漿子（三箇、微炒、）

乱髪（一錢焼灰、存性、）

右件同擣、羅為細末、入麝香一字拌匀、用藥一字至半錢、傅臍中、時時用、

外臺劉氏療小兒初生至七日者，臍欲落，封藥方，

雄鼠屎七顆　乾薑棗許大　胡粉三分熬

麝香少許　緋帛灰一分匕

右五味擣研為粉，看臍欲落不落，即取藥以傅之，是以不令風入故也，用乾薑恐痛，不用亦得，

莊氏家傳，封臍散，

雄鼠糞七枚，兩頭尖者是，　乾薑棗許大

甑帶雞子大，已上並燒作灰，　緋帛灰半分

胡粉三分，燒令黃、麝香少許

石和研令細，看臍欲落不落，取藥半錢，至一錢，封臍便差，永不患臍腫濕，燒藥時勿令灰入。

甘草法第十三

葛氏附後方，小兒新産出，未可與朱蜜，取甘草如中指節炙碎，以水一合，煮取一合，以纏綿點兒口中，可得一蜆殼，止兒當便吐胷中惡汁，此後待兒飢渴，更與之，若兩服並不吐盡一合止，若得吐惡汁，兒智惠無

病、

千金方、洗浴斷臍竟、襁袍畢、與甘草湯、方與葛氏揩以綿纏沾、取與兒吮之、得一蜆殼入腹止、兒當快吐、如得吐、則前藥更不須與、若不得吐、可消息計如飢渇須臾更與之、若前所服及更與並不得吐者、但稍稍與之、令尽此一合止、如得吐去惡汁、令兒心神智惠無病也、

千金方、飲甘草湯一合盡、都不吐者、是兒不含惡血耳、勿復與甘草湯、仍可與朱蜜以

鎮心神、安魂魄也、

黄連法第十四

小兒集驗方云、凡小兒初生、必有惡汁、届於胷次、若不消去、即胷膈壅塞、易生蘊熱驚癇瘡癤、皆由此也、故小兒纔生一臘之内、用好肥黄連數塊槌碎、每少許、孚以綿包、裹、如奶頭狀、湯内浸成黄汁、時復拈撫一二點在小兒口内、即惡汁自下、乳食便美、其後或間以朱蜜與之、若見惡汁已下、即已有只用空綿包、別浸黄連蘸苦汁與之

者、

韭汁法第十五

大觀證類本草集、蕭炳云、小兒初生、與韭根汁灌之、即吐出惡水、令無病、

本草食療、初生孩子、可擣韭根汁灌之、即吐出胷中惡血、永無病、

聖惠、凡繃袍兒訖、喫生甘草後、暖水浸少韭子汁、塗兒口、脣上乾又塗十數度止、不得令入口中、

朱蜜法第十六

葛氏附後方、甘草吐惡汁後、更與朱蜜、主鎮安魂魄、鍊眞朱砂如大豆、以蜜一蜆殼和、一日與一豆許、三日與之、大宜小兒矣、

千金法與葛氏同、而多與則病、葛氏所不言、故又載其說、兒新生三日中與朱蜜者、不宜多、多則令兒脾胃冷腹脹、喜陰癎氣急變噤痓而死、新生與朱蜜法、與葛氏附後同、以綿纏箸頭、沾取與兒吮之、得三沾止、一日令盡一豆許、可三日與之、則用三豆許也、勿過此、過者則傷兒也、

姚和衆姚和衆、為三日連服之法、又生六日後乃方服、仍云温腸胃、千金方言多則令兒脾胃冷、小兒初生六日、温腸胃、壯血氣、取煉成朱砂、如一大豆許、細研、以蜜一棗大熬調、以綿搵取、令小兒吮之、一日令盡、

牛黄法第十九

葛氏肘後方、與朱、蜜後、與牛黄、益肝膽、除熱定驚、辟惡氣、與之如朱蜜多小、

千金方、與朱蜜竟、與牛黄、不獨益肝膽、除熱定精神、止驚、辟惡氣、又除小兒百病、

張渙牛黄方

右以真牛黃一塊許用好蜜鍊熟和成膏每服一豆大乳汁化時時滴口中形色不實者不宜多服若嬰兒胎熱或身体黃色宜多服之

汞粉法第十八

張渙嬰兒初生第一日纔斷臍襁袍訖看兒形色若面紅潤色赤啼声響悟(快)若冥(宜)用汞粉半錢旋旋令兒吮之良久有臍糞下為佳

嬰童寶鑑云凡小兒初生下速去口中惡物

仍以銀粉抹其口舌上下在(左)右兩頰、然後始可飼朱蜜飲妳、令腹中惡物下盡、其子易長少患也、

猪乳法第十九

千金論曰、凡新生小兒一月内、常飲猪乳大佳、

聖惠法、凡取猪乳、須令猪兒飲母、次便提猪兒後脚起、離乳急將之即得、空將無由得汁、

張渙、嬰兒初生滿月内、常時時旋取猪乳滴

口中、最為佳矣、

藏衣法第二十

外臺崔氏凡藏兒衣、洗兒衣、先以清水洗之、勿令沙土草污、又以清酒洗之、仍內錢一文在衣中、盛於新瓶內、以青綿裹其瓶口上、仍密蓋頭、且置便宜處、待滿三日、然後依月吉地向陽高燥之處、入地三尺埋之、瓶上土厚一尺七寸、唯須牢築、令兒長壽有智惠、若藏衣不謹、為猪狗所食者、令兒癲狂、螻蟻食着、令兒病惡瘡、犬鳥食之、令兒兵死、近社廟傍者、令兒見鬼、近深水濘池、令兒溺死、近故竈傍、令兒驚惕、近井傍者、令兒病聾盲、并道路街巷者、令兒絶嗣無子、當門户者、令兒声不出耳聾、著水流下者、令兒青盲、并於火裏者、令兒生爛瘡、著林木頭者、令兒自絞死、如此之忌、皆須一慎之、

外臺崔氏又安產婦及藏衣、天德月空法、

正月天德在丁、月空在丙壬、

二月天德在坤、月空在甲庚、

三月天德在壬、月空在丙壬、
四月天德在辛、月空在甲庚、
五月天德在乾、月空在丙壬、
六月天德在甲、月空在甲庚、
七月天德在癸、月空在丙壬、
八月天德在艮、月空在甲庚、
九月天德在丙、月空在丙壬、
十月天德在乙、月空在甲庚、
十一月天德在巽、月空在丙壬、
十二月天德在庚、月空在甲庚、

凡藏兒衣皆依此法、天德月空處埋之、若有遇久支者、宜以衣内新瓶盛蜜（容）封塞口、挂於宅外德福之上、向陽高燥之處、待過月、然後依法埋藏之、大吉、

外堂崔氏、又法、甲寅旬日十日、不得藏埋兒衣、以瓶盛蜜（容）封、安置空處、度十日即藏埋之、

外堂崔氏、又法、甲辰乙巳丙午丁未戊申、此五日、亦不藏兒衣、迄盛瓶中、蜜（容）塞、勿令氣通、桂著兒生處、過此五日即埋之、亦不得

更過此日、

外臺崔氏又法、甲乙日生兒、丙日丁藏衣吉、丙丁日生兒、戊成(戊)己日藏衣吉、戊己日生兒、庚辛日藏衣吉、庚辛日生兒、壬癸日藏衣吉、

子母秘錄藏衣法、先用一罐盛兒衣、先以清水洗、次以清酒洗、次入大豆一合、次小豆一合、次城門土、市門土、獄門土、葱園中土、韭園中土、各一合、重々復之、上用五色綵、各一尺五寸、重重繫罐口、上用鉄券、朱書

云、大豆某胡去無辜、小豆歷々去子癖、城
門土見公鄉、市門土足人行、獄門土辟盜
兵、慈悲園土剪俀生、與兒青令兒壽命得
長生、與兒赤令兒身命皆清吉、與兒白令
兒壽祿皆千百、與兒皂令兒長壽不衰老、
與兒黄令兒清淨去百殃、急々如律令、將
此令於一尺二寸鉄釆上先用淨墨塗遍、
上以朱砂寫此語令在上、置在鑵口上、且
放便處、待滿三日、然後於川吉向陽高燥
之處、入地三尺埋之、鑵上令土厚一尺七

寸、惟須牢藥使兒長壽有智慧、

剃頭法第二十一

外臺崔氏、初剃兒頭良日、

寅丑日吉、　丁未日凶、

集驗方、京畿、初剃頭不擇日、皆於滿月日剃之、蓋風俗所尚、前此產婦未得出房、滿月即與兒俱出、以謂胎髮穢惡、多觸神竈、小兒不安、故此日必剃頭而出、剃頭於溫暖避風處剃之、剃後須以生油杏仁膩粉、頭上擦之、以辟風邪、其後小兒剃頭、亦宜用

此、

穣謝法第二十二

外臺崔氏、穣謝法、

軒轅着、乾神天丞相使着、風伯犯之、令兒驚吐、可取梨枝六寸埋生處大吉、

當（雷）公着、震神太陰使着天馬、犯之、令兒煩悶腹滿、解之以三屠家肉為餅、於產處謝之吉大、

咸池着、坎神天之雨師使着、犯之令兒啼不止、用羊脯酒於生處謝之吉、

豊隆者艮神、天之東明使者天僕也、害氣犯之令兒乍寒乍熱大腹、以白魚二枚於生處謝之、又大豆一升投井中亦大吉、

招搖者坤神、天上使者、犯之令兒驚空嚼不止、以酒餅生處謝之、即愈、

天候者巽神、天一執法使者、犯之令兒腹脹張眼、以白魚二枚於生處謝之吉、

吴時者離神、天一將軍遊擊使者、犯之令兒驚腹痛、用馬脯五寸、於生處謝之吉、

又以白魚五枚并棗餅埋其生處吉、
大時吉兇神小時北斗使者、犯之令兒腹
脹下痢、解之以酒脯於生處謝之、又以
大豆一升投井中、吉、

犯月殺者、令兒驚啼、用丹雄雞血、於生處
謝之吉、

犯白虎者、用稻穀一升、雞子三枚、於生處
謝之吉、黍米亦得、

犯大夫者、用羊肝三枚、及稻米一升、於生
處謝之吉、又用雞羝羊脟黍米亦得。

犯日遊者、令兒口噤色变欲死者、用三層家内麥飯、於生處謝之去、

幼幼新書卷第四